自然养育
中医爸爸的健康育儿课

颜宏融　著

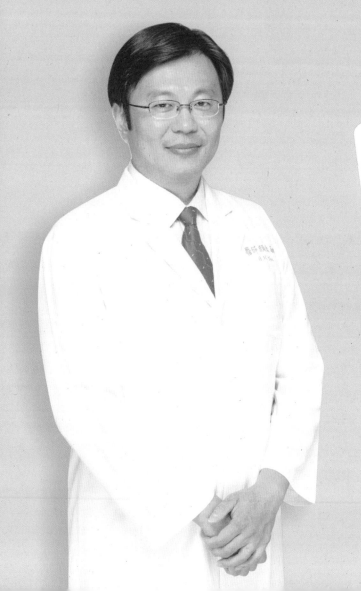

图书在版编目（CIP）数据

　　自然养育. 中医爸爸的健康育儿课 / 颜宏融著. —
青岛：青岛出版社, 2023.6
　　ISBN 978-7-5736-0016-5

　　Ⅰ.①自… Ⅱ.①颜… Ⅲ.①中医儿科学 Ⅳ.
①R272

中国国家版本馆CIP数据核字(2023)第023614号

山东省版权局著作权合同登记号 图字：15-2020-381号

ZIRAN YANGYU : ZHONGYI BABA DE JIANKANG YU' ER KE

书　　名	**自然养育：中医爸爸的健康育儿课**
著　　者	颜宏融
出版发行	青岛出版社（青岛市崂山区海尔路182号，266061）
本社网址	https://www.qdpub.com
邮购电话	0532-68068091
责任编辑	傅　刚　张　岩　李　闻
特约编辑	张学彬
校　　对	刘　青
封面设计	刘海艺
排版设计	戊戌同文
印　　刷	青岛双星华信印刷有限公司
出版日期	2023 年 6 月第 1 版　2023 年 6 月第 1 次印刷
开　　本	16 开（710mm×1000mm）
印　　张	11
字　　数	120 千
书　　号	ISBN 978-7-5736-0016-5
定　　价	48.00 元

编校印装质量、盗版监督服务电话 4006532017　0532-68068050

他十分亲切、有耐心，
把小病人当成自己的亲人看

亲职教育作家 张美兰（小熊妈）

来说说认识颜医师的故事，那是我全家回家乡定居后的事情。

老大小熊哥当时八岁，之前在美国时，就因为花粉过敏而鼻子一直不通，各种西药都试过，只能治标。我在美国就常想："哪天儿子能用鼻子呼吸，就是我最快乐的一天了！"

想不到回家乡后，鼻病没好，还多了一样"特应性皮炎"！尤其是台湾地区夏天天气湿热，流汗多，加上住在山上，草丛多，蚊子更多，小熊被叮咬后的伤口因为体质关系，奇痒难当，常常是才结痂又被抓破，然后感染，结痂又抓破！旧伤未好新伤又增，他的手脚常被抓得惨不忍睹，早上起床，床单上血迹斑斑是常事，身为母亲，看了心里很难过……各种西药已经快试完了，决定改试试中医。

当时努力在网站上查询，查到一位中医师：颜宏融，专业背景写的是"专门看儿童哮喘、过敏、特应性皮炎"。可是挂号看他门诊的人并不多，我心中其实有些迟疑，结果证明，"这是上天给的幸运！"

原来颜医师三年前由长庚总院派去美国做研究，当时刚返回医院看诊，所以固定病患不多。这三年他在美国最知名的医学机构约翰·霍普金斯大学研究西方免疫调控治疗，并将其应用于中医儿科的疾病治疗中。更重要的是，他十分亲切、有耐心！

以前在美国看儿科医生，医生总不急着先问诊，而是与小熊闲话家常，每次看病不会三言两语带过，而是细细解释病因与治疗的方法。当然，美国医生每天看的病人数目一个早上不超过 10 个，以确保医疗质量。而我们这边比较知名的医师每天要看 80~100 个病人！个人认为这简直是"不人道"，不论是对病人还是对医师，都有较大的压力。

在台湾地区看病因时间有限，多半是由助理将数据输入电脑，包括患者症状及治疗药品，看病时间常常不超过 10 分钟。可是颜医师很不一样。一开始，他先与小熊谈学校足球队的事情，再十分仔细地检查他身上各部位伤口，为左右手把脉，并且依据小熊的症状，逐一调整药方中每味中药的剂量。

此外，他还特别开了泡澡用的中药材，仔细写下熬煮的步骤，要我回家熬药，把药汁加入洗澡水中，让小熊连续六天，每天泡药浴 20 分钟！

我还向他请教了寒性食物与热性食物的烹调方法，他很和善又很耐心地向我解释："寒性的食物不是不能吃，如果加上热性的姜片去炒，可以中和寒气。此外，小熊虽有哮喘，常温下的西瓜慢慢咀嚼，也是可以的！"

他还开了中药药膏"苦参膏"，给小熊抹身体，取代以前我家常用的类固醇药膏。小熊回家试过以后，说擦了感觉很舒服。

那天晚上，小熊很开心地去泡中药浴，他说："好香，感觉很像《神隐少女》里泡药浴的龙王爷爷！"当晚，小熊果然一觉睡得很安稳，没有因为患处奇痒而半夜起来。

这之后，小熊经颜医师的治疗，病情有了大幅改善，我们心中一直对他抱有感激之情。如今，看了这本书的自序，才更了解颜医师的行医哲学："他把小病人，都当作自己的亲人，用这个态度来想办法帮助他们！"我想，这不正是"仁医"的典范吗?

颜医师学贯中西，触类旁通。本书可贵之处，是实用且深入浅出的讲解，让人很容易走入深奥的中医世界。当我看到最后一章"中医儿科常见的 Q&A"时，让我恍然大悟并为之拍案叫绝！

当年小熊回台湾后，特应性皮炎突然加重，我在书中找到了答案。

"现代的孩童有太多机会接触到零食类食物，像是炸鸡、薯条、巧克力、薯片、饮料、糖果、饼干等等，它们往往都是过度加工的食物，当中添加了许多对身体不好的食用色素、调味剂、防腐剂等。"

"在法规上，这些食品添加剂都是可合法食用的，但是所谓的合法，是以'短期内不会有明显立即的毒性危害'作为标准，并不一定真的安全，吃多了还是会在人体内积累、无法完全代谢，不论小孩还是大人都应该少吃。食品添加剂对于孩童的影响更是不容小觑。我是不赞成给小朋友吃太多零食的！"

原来回家乡后，我家受不了坊间美食的诱惑，餐餐外食，结果让孩子过敏到不可思议的程度！现在我已经改回自己煮三餐，不吃太多"加工食品"。这都要感谢颜医师在看诊时的细心指导与建议。

这本好书的出现，相信一定能惠及更多有过敏困扰的孩子与家长，我家就是受惠的最好例证。感谢颜医师！

来自四面八方
过敏儿家长的推荐分享

孩子妈妈是红斑狼疮患者。小孩早产出生，体弱且是过敏体质，常因感冒进出病房。四岁开始看中医，在有中西医背景的颜宏融医师细心调理下，身子慢慢健壮。到孩子七岁时生长曲线从 30% 追到 50%，让我和孩子妈妈安心很多。孩子妈妈的免疫疾病也通过颜医师的调理有所改善，非常感谢颜宏融医师的照顾。

——吴先生

我初次怀着忐忑的心，抱着未满周岁、哮喘吁吁的儿子走进门诊，看见一位脖子上挂着听诊器、脸上带着笑容、细心把脉的医师。没错，他就是儿子的救命恩人颜宏融医师。

三伏贴、药膳食补、中西调理……"生得差，养得赞"，如今没人相信我家儿子是极低体重的早产儿。能遇到颜宏融医师真是我的福气！

——钧安妈妈

是哪位医生值得让小病患与家长愿意等待他进修三年，在他学成归来后继续回到他的门诊报到？又是哪位医师在转换新环境后，让家长努力从茫茫人海中搜寻他的看诊地点呢？那就是我们认识的颜医师。感谢他的耐心、仁心、仁术，在治疗小病患难缠的过敏病症过程中，也陪伴着孩子长成挺立的大男孩。颜医师，谢谢你！

——谢小姐

　　我的大儿子六岁前日日饱受过敏性鼻炎之苦，小女儿患特应性皮炎，手脚常抓到破皮流血。幸得颜医师细心调理，一个月后症状得到控制。虽然须从桃园往返台北求诊，但是能看到孩子们找回原有的笑容，健康活泼，真是再幸福不过。

——郭太太

　　我是双宝都患哮喘的妈妈，同时也是营养师和资深儿科护理师，哮喘儿历经西药控制、反复发作的煎熬，直到遇到颜医师才有好转。这也开启了我的中医育儿之路。

——杨小姐

　　在偶然机缘下求诊于颜医师，三年多来，困扰我多年的头痛症状似乎不像以前那么频繁。女儿原本容易晕眩的毛病，在颜医师每个月的中药调理下改善了很多，身高也在体质调理下出乎意料地长到 167 厘米高（今年升高一）。在此特别感谢颜医师的仁心医术。

——洪先生

　　六年前，两岁的 Anya 总是咳个不停，作为儿科护士的我三天两头带着孩子跑医院，身心疲惫，直到遇到颜医师，才开启了正确治疗之路。经过颜医师的诊治，Anya 过敏性哮喘的病情逐渐稳定，终于不用勤跑医院。定期的中医门诊追踪，也让我学到如何以中医的"望、闻、问、切"及西医方法评估孩子的状况。在现今医学的不断进步下，中医仍是具有独特优势的一门学问，本书结合了中西医的治疗对策，相信能为过敏儿的家长们指引光明！

——黄小姐

给父母的过敏儿居家照护知识

"如果这是我的孩子，我要怎么帮助他？"这是我看诊的时候常常思考的问题。

大学时期，学西医临床医学的我对于中医感到困惑，写信给当时学校的董事长陈立夫资政。他在回信中告诉当时还是学生的我："中药，经吾祖先恙心研究用以治十余亿同胞之疾病而有效者，吾人应用现代科学方法予以证实，不可因自己不懂而弃之也。"我把它裱框起来，挂在办公室里，提醒自己不忘初衷。后来，我在医学中心完成中西医儿科训练，获得博士学位，并到美国进行科学研究。

2011年，我在约翰斯·霍普金斯大学结束了三年的免疫学研究训练，回到台湾地区，在病房跟着恩师西医儿科林奏延教授查房。

在老师的身上我学习到的不只是西医的小儿科知识，更多的是看病的态度。每天公务繁忙的老师，早晚要进行两次查房，把小病患当成自己的孩子或孙子，作出对病患最好的临床判断和选择，让许多家长放心地把小孩子交给老师治疗。

2013年，我带着几个儿科医师搭机到四川成都，拜访曾经来台湾讲学的成都中医药大学中医儿科李秀亮教授。李教授视病犹亲，我常看到她在接到询问病情的电话时，仔细交代中药煎煮服用的方式。最近收到李教授寄来的著作，还殷切提醒我："中医的生命在于临床，要勤于临床，躬身实践。"

我的中西医儿科启蒙者，不论是西医儿科还是中医儿科的教授，身上都有对小病患的爱心、细心与耐心。

临床上，我常常觉得中医、西医各有擅长，但是结合不易。家长缺少一个能够提供中西医结合照护的知识平台，市面上的中医保健书籍，好像也缺少这么一块整合中西医育儿的知识。台湾地区专门从事中医儿科医疗的医师也不多，于是我产生了在报纸杂志撰写儿科专栏卫教文章的想法，并开始在《亲子天下》《育儿生活》《婴儿与母亲》《康健》杂志等平面和网络媒体撰写专栏文章，并接受这些媒体的采访。这次有机会出版这本给家长看的中医卫教书，虽然我的历练和经验还未及两位恩师，但仍期许自己可以把他们教给我的知识，加上我在临床实践的经验与科学研究的例证，整合中西医育儿照护知识，提供给家长以做参考。我希望，每个孩子都能健康地成长。

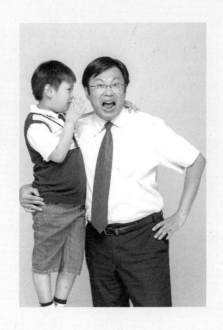

作者简介

颜宏融，中医儿科医师，现任中国医药大学附设医院中医儿科主治医师。同时拥有中医和西医医师资格，完成林口长庚医学中心中西医儿科完整临床训练、美国约翰霍普金斯大学医学院免疫研究训练。《康健》杂志"中医就医指南"专文采访赞誉其为"融会中西医，当孩子的家庭医师"的好爸爸。

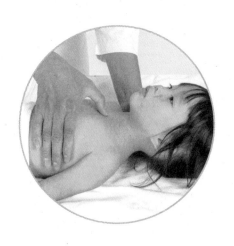

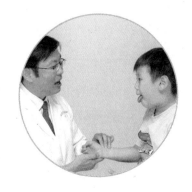

第 2 章

中医疗法，关闭孩子的过敏基因

第3章

启动自愈力的亲子时间——按摩和药浴

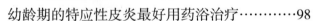

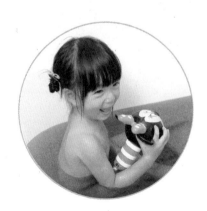

第4章
过敏儿童的理想饮食

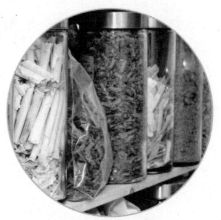

第5章
中医儿科常见的Q & A

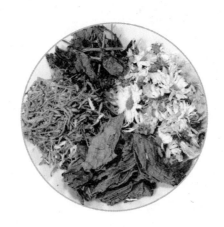

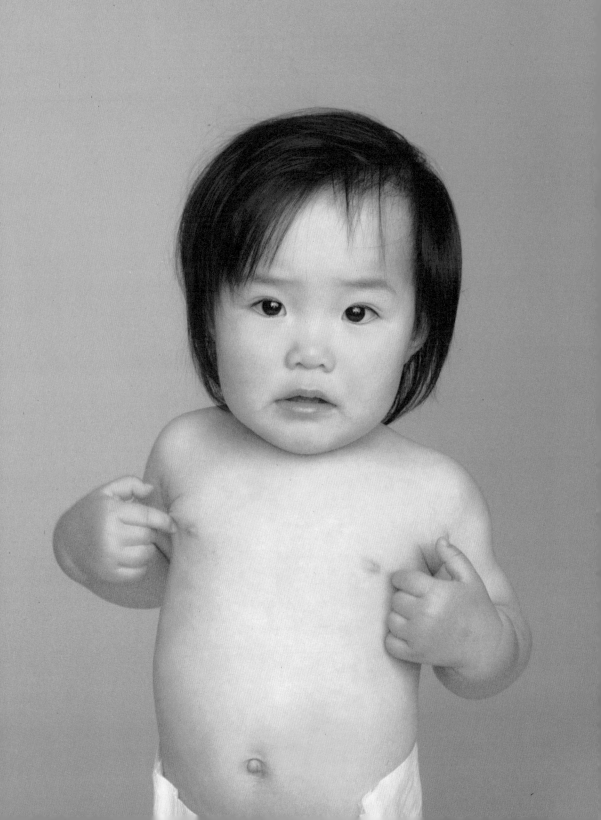

第 1 章

怎么知道宝宝
是不是过敏发作?

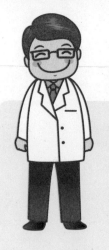

在我过去服务的林口长庚医院和现在任职的"中国医药大学"附属医院中医门诊，家长带孩子来看诊，有一半以上都是因为孩子过敏。对许多家长来说，儿童过敏是很常见，却又让家长很困扰的病症。尤其每年季节交替之际，小朋友常常因为过敏发作，导致鼻涕流不停、咳嗽不断，让爸爸妈妈心力交瘁。

特应性皮炎、过敏性鼻炎、哮喘这三个慢性过敏疾病，需要小朋友与疾病长期抗争，可说是最令家长头疼的过敏性疾病。我常听到家长说："医师，我的小孩以前皮肤就常又红又痒，两三岁以后，换成鼻子不舒服，每天早上起床会打喷嚏、擤鼻涕。最近上了幼儿园，开始出现咳嗽咳到哮喘的症状。"

如果您的孩子也有这种接二连三的过敏现象，请您务必参阅本书，了解过敏的形成原因和治疗方式，及早"关闭"孩子的过敏基因，有效控制过敏发作。

 ## 中医怎么对过敏进行治疗呢？

很多人一想到中医，就会不假思索地说"看中医就是吃中药"。事实上并非如此！

中医有很多调养身体的方法，我们的老祖宗就用"一针、二灸、三用药"来说明治病的顺序：

⊙ "针"指的不只是针刺，还包括穴位按摩。

⊙ "灸"是用温热的艾条、三伏贴温灼穴位。

⊙ "药"指内服中药或是外用药膏、药浴等。

为什么中医会把"针"放在第一位呢？

首先，大家要有一个概念，就是人体的经络、穴位和器官息息相关。

人体的经络，就像是遍布全身、紧密分布的网络，而每一条经络刚好都有其对应的脏腑器官，中医便把经络命名为大肠经、胃经、胆经等。经络上面有很多穴位，每一个穴位都可以治疗相关内脏的某种疾病。非常神奇吧？

一旦身体有病痛，中医会先用"针"帮助身体的气血运行顺畅，如果还是不通，再用"灸""药"使气血顺畅。

举例来说，大家可能都曾有过脖子僵硬的感受。症状较轻时，只要按摩肩膀、颈后的穴位，就可以缓解症状，这就是简单地用"针"的手法来治疗病症的例子。

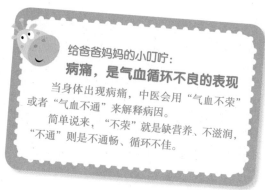

给爸爸妈妈的小叮咛：

病痛，是气血循环不良的表现

当身体出现病痛，中医会用"气血不荣"或者"气血不通"来解释病因。

简单说来，"不荣"就是缺营养、不滋润，"不通"则是不通畅、循环不佳。

人体的气血不能只有"通"，还要携带足够的养分去滋养身体的脏腑。如果脏腑没有获得足够的滋养，就会反应在不同的疾病上。例如，"肺"没有得到足够的免疫力保护，就容易出现感冒、咳嗽、鼻子过敏、哮喘等病症；"脾"没有获得充足的养分，肌肉便不够强健，身体容易出现皮肤湿疹等等。

中医所做的，就是循序渐进，利用"针""灸""药"三个层次的治疗法，帮助人体通畅气血，把养分不足的某个脏腑滋养起来，把蓄积在某个脏腑的毒素清除掉，让身体达到"平衡"的状态，这样治病就简单多了。

 ## 过敏是因为身体的脏腑生病了！

前面提到，身体的脏腑如果没有得到气血的足够滋养，会造成生病现象。特别是有慢性过敏疾病的小朋友，肯定是脏腑的功能出了问题。

中医认为"肝主筋，心主血脉，脾主肉，肺主皮毛，肾主骨"，精辟地总结了身体最重要的五个脏器的主要功能。

⊙ "肝"掌管神经系统与筋。筋包括韧带、肌腱等，筋的生理功能的维持需仰赖肝血的滋养。

⊙ "心"掌管循环系统与血脉，以及神志等。

⊙ "脾"掌管消化系统与肌肉，体形的胖瘦和脾胃有很大关系。

⊙ "肺"掌管呼吸道系统与皮毛，皮毛指的是身体表面的皮肤、黏膜。

⊙ "肾"掌管骨骼，以及泌尿系统、生殖系统和内分泌系统。

比如，"肾"功能不好的人，骨头就不会强壮。很多早产儿先天肾气不足，所以全身骨架瘦瘦小小的；后天"脾胃"不好的小朋友，胃口差，消化不好，自然不会长肉。

儿童过敏多半与肝、肺、脾的机能受损有关

五脏所掌管的机能中，与小朋友过敏关系最密切的，就属"肝""肺""脾"这三个脏器所掌管的机能。

先来说说肝，中医所说的"肝"是一个主"升发"的脏器，协助调节人体的"气机"，也就是气的运行。如果气机闷住了，就会产生"肝气郁结"的现象，肝会受损，导致脾气暴躁、代谢出现问题等。

肝还有"藏血"的功能，我们常常听到"肝血"两字，就是指肝可以帮忙储存血液，进而滋润全身。

身体如果没有肝血的滋润，就会出现

不适。例如，有些人的脸色看起来苍白或是蜡黄，很有可能是肝功能不好。有些人指甲颜色不够红润、容易脱落，或是晚上睡觉腿脚会抽筋，也是缺少肝血滋润的缘故。

有些小朋友长期有呼吸道问题，甚至常会不自觉地揉眼睛、擦鼻子，感觉这样才能舒服一点。中医认为，这是外来的"风邪"影响到肺（呼吸系统）和肝（神经系统）。呼吸道里的神经系统感觉到异样，还会出现打喷嚏的症状。

更严重的小朋友会有反复挤眉弄眼、清喉咙、眨眼睛等症状，这是除了肺（呼吸系统）功能下降以外，还有肝（神经系统）损伤的表现。除了过敏症状，还夹杂有"风"的状况跑出来。中医以"肝风内动"来形容肝血未能滋润筋、肌肉、韧带、肌腱，出现身体局部抽动的现象，这些抽动就好像风吹过一样。

所以，皮肤过敏的小朋友，往往肝不太好。与肝有关的身体经络，除了热邪，还很容易跑进湿邪，让肝变得又湿又热。当肝经有湿热的时候，皮肤除了红红烫烫的，还有不少渗出物。特别是特应性皮炎，除了肝不好之外，

给爸爸妈妈的小叮咛：
用温热毛巾捂鼻子，可缓解

过敏症状

　　中医把侵犯人体健康的外界环境因素分成"风、寒、暑、湿、燥、火"等外邪。感冒或是过敏症状的多属于"风邪"为患。

　　如果您家的过敏儿有揉眼睛、擤鼻子的习惯，建议可在早上起床、气温较低时，用一条温热的毛巾捂住鼻子几分钟，让鼻子温暖一些，帮助疏散"风邪"。

脾、肺、心也有受损的情况，不只皮肤抓得又红又痒，睡眠也不安稳，情绪容易暴躁。每次看到因为这些症状来就诊的小朋友，我都非常心疼。

给爸爸妈妈的小叮咛：
特应性皮炎与肺、肝、脾、心息息相关

许多疾病不只和一个脏腑有关系，如与哮喘、过敏性鼻炎、呼吸道疾病有关联的脏腑有肺、脾、肝、肾，与特应性皮炎关联的脏腑有肺、肝、脾、心。

五脏掌管的部位及相关儿童常见病症

五脏	掌管部位	相关儿童常见病症
肝	筋（神经系统、韧带、肌腱）	抽动秽语综合征，多动症，特应性皮炎
心	脉（循环系统、血液、神志）	夜啼，注意力不集中，手脚冰冷，特应性皮炎
脾	肉（消化系统、肠胃、肌肉）	肌肉瘦弱，胃口差，腹泻，便秘，特应性皮炎
肺	皮毛（呼吸道系统、皮肤、黏膜）	感冒，咳嗽，肺炎，过敏性鼻炎，哮喘，特应性皮炎
肾	骨（骨骼、泌尿系统、生殖系统、内分泌系统）	生长迟缓，骨骼不健壮，尿床，慢性肾病，性早熟

中医不看"病"？！那看什么呢？

　　治疗过敏时，如果只是把患者目前的症状压下来，那疾病仍有可能重复发作，而且症状可能一次比一次严重。所以中医治疗过敏，会依照每个人不同的体质及面对的问题，以"一针、二灸、三用药"的顺序，制订个性化的治疗方案，最终目标是将机体调整到身心平衡的状态，这样过敏的问题就自然就能根治。

　　在为每个第一次前来就诊的病患看诊前，我一定会花时间了解病患的"证型"，再深入分析病人原本的"体质"，而不是针对其不舒服的"症状"直接开药。

什么是"证型"？

　　证型指的是，当人生病的时候，在身体本来的体质和外来因素（例如天气异常、过敏原、饮食不节等，中医称之为风、寒、暑、湿、燥、火等外邪）的共同作用下，每个人表现出一系列不同症状。

　　同一种病，在不同体质的病人身上发作，如果表现的证型不同，中医的治疗方法和开立的药方也就不同。

中医看诊四项基本步骤："望、闻、问、切"

每次家长带小朋友来门诊，我一定会做的中医看诊四项基本步骤，叫作"望、闻、问、切"，其中最重要的是"望"。建议家长可以参考以下的说明，自己在家进行基本判断，查探孩子有没有生病。

"望"的重点是什么呢？

通常，在"望"的第一阶段，就可以简单判断出小朋友的体质是偏"虚"还是偏"实"。

首先仔细观察小朋友的神色状态好不好，有没有精神，气色是否红润，外形瘦还是胖，走路的步态是否有力，活动力好不好。

接下来，再看看小朋友的皮肤、嘴巴和眼睛。

⊙ 皮肤有没有局部泛红的情况？有的话，可能是皮肤过敏。

⊙ 嘴唇有没有光泽？如果颜色偏淡，可能是体质"虚寒"。

⊙ 眼睛下缘有没有黑眼圈？如果有的话，可能鼻子过敏已经有一段时间了。

⊙ 流鼻涕吗？如果小朋友的鼻涕是清的、痰是稀的，可能是体质"虚寒"的表现。若鼻涕或痰呈黄色黏稠状，可能是偏"热"的表现。

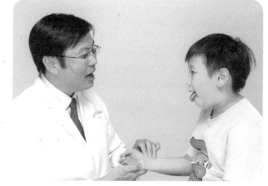

在"望"第二阶段的，我会请小朋友伸出舌头。

正常的舌头，舌体颜色应该是红润的，上面有一层薄薄的白色舌苔。如果是体质虚寒的小朋友，舌体的颜色不红润，白色的舌苔往往较为明显，而且舌体比较胖，在舌头的边缘有很多与牙齿接触留下的齿痕。如果舌苔不仅白，还很厚一层，代表其不仅身体虚寒，而且脾胃功能也变差，湿气较盛。

实热体质的小朋友，舌头伸出来时可以看到舌体非常红。如果舌苔是黄黄厚厚的一层，那就是身体内有湿热。

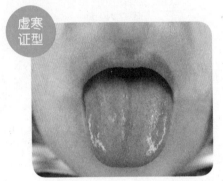

虚寒
证型

舌体颜色不红润，舌苔白白的，而且津液多，常伴有泡沫状痰、鼻流清涕、手脚冰冷，这是身体虚寒的表现。

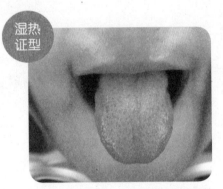

湿热
证型

舌体颜色偏红，舌中间和后面的舌苔偏厚，容易出现黄痰、黄鼻涕或皮肤湿疹，渗出物多，这是身体湿热的表现。

"闻"的重点是什么呢？

第二个步骤是"闻"。通常在小朋友进入诊室时就要注意听。通过小朋友与父母的互动，或是哭泣的音调，可以知道他的精神状态，有助于判断体质的虚实。此外，"闻"也代表着嗅觉，如是否有口臭、鼻涕是否有腥臭味，都可以作为寒热体质的鉴别依据。

通过"四诊"，可以简易判别体质偏向"寒"或"热"

体质	常见的病症
寒	这类体质的人多半感冒时间很久才会好，面色㿠白，不喜欢运动，容易喘，常伴有以下症状。 四肢：手脚摸起来偏冰冷 肠胃道：容易拉肚子，水泻 泌尿道：小便频，尿床 呼吸道：鼻腔颜色通常偏白，鼻涕清稀 舌头：舌头颜色偏苍白，舌苔白，有齿痕
热	这类体质的人容易起疹子，面色偏红，经常容易冒汗，伴随有以下症状。 四肢：手脚温热 肠胃道：大便干燥 泌尿道：小便短少、颜色较深 呼吸道：痰呈黄色坨状，鼻涕黏稠 舌头：舌头红，舌苔黄

"问"的重点是什么呢？

第三个步骤是"问"，请小朋友和家长说出不舒服的地方。有些小朋友的主要照顾者是爷爷奶奶或是保姆，如果可以的话，最好让主要照顾者一同前来看诊，提供更多小朋友的平日状况，让医生诊断时有更多的信息参考。

"切"的重点是什么呢?

第四个步骤是"切"。切诊最常见的方式就是把脉，家长很难通过把脉来了解病况，在这儿就不详述了。但是切诊除了把脉，还可以触诊检查，家长最常做的触诊检查就是当小朋友感冒发烧时，用手背去感受他的体温是高是低，以此来大致判断体内热的程度。

此外，患有特应性皮炎的小朋友，若用手背触诊皮肤病灶，皮肤很烫的话，往往提示热邪旺盛；皮肤粗糙的，则提示夹有燥邪；皮肤湿湿黏黏的，往往提示湿邪泛滥。

在诊断小朋友的腹痛时，我也会做触诊检查腹部疼痛的部位，按了感觉疼痛减轻的多为虚证，按了感觉疼痛加剧的多半是实证。

小朋友常见的五种体质

借助"望、闻、问、切"四步骤，可以判断出小朋友目前的体质偏向哪一型。

体质平和型

外观：不常感冒或生病。精神活力好，情绪稳定，面色淡红润泽，皮肤不干燥不湿黏，四肢温暖，白天未活动时不容易出汗，夜间睡觉时不会盗汗。

食欲和消化：食欲好，食量依年龄循序增加。大便时不费力、脸色不胀红，也不哭泣，且大便质不硬不稀，味道不腥臭。

睡眠：睡眠安稳，不易哭闹，不翻来覆去。

体质偏虚寒型

外观：容易有呼吸系统问题。精神活力较差，情绪起伏较小，面色偏白或淡黄，皮肤不润泽，四肢手脚偏冷，稍加活动就会出汗。

食欲和消化：食欲正常或稍差，食量较小。大便秘结或稀软。

睡眠：睡眠时好时坏。

体质偏湿型

外观：容易有消化系统问题，或因天气变化、饮食不适引起湿疹。精神活力正常或较差，情绪温和，面色偏黄，头皮容易有污垢、脱屑成块，皮肤湿黏，四肢肤温，易有手汗或脚汗。

食欲和消化：食欲正常或稍差，食量正常或较小。大便软黏或水分较多。

睡眠：睡眠尚可。

体质偏虚热型

外观：容易有免疫系统疾病，或因身体缺乏滋润，身体热烘烘的却很干燥，常便秘。精神活力正常，情绪起伏较大，容易烦躁，面颊潮红，手足心偏热，夜间容易盗汗。

食欲和消化：食欲正常或稍差，食量正常或较小。大便偏干燥或呈颗粒状。

睡眠：睡眠不安稳，容易烦躁哭闹，翻来覆去，夜间盗汗。

体质偏实热型

外观：常有口臭、口疮、舌疮，或皮肤长痘疹脓疱，感冒时容易发烧。精神活力好，情绪起伏大，容易躁动发脾气，面色红润，唇色红，怕热，皮肤干燥，四肢温热。

食欲和消化：食欲正常或稍差，食量大或正常。

睡眠：睡眠不安稳，容易踢被、哭闹。

中医的治疗讲究个体化治疗，因人而异、因时而异、因地而异，所以判断每个小朋友的体质非常重要。虽然根据不同的分类法，人的体质可以分成好几种，最常见的是九种体质的区分法，但是小朋友的体质尤以上述五种最为常见。话虽如此，也不表示您家孩子永远都是同一种体质！

小孩的体质很容易受外邪影响而改变

人的体质受先天和后天因素影响，先天因素是爸妈给予的，后天因素则有很多。只要是会从外面侵犯身体的致病因素，中医都认为是"外邪"，外邪主要指"风、寒、暑、湿、燥、火"，都会影响身体气血的运行。

小朋友身体比较娇嫩，比大人更容易受到这些外邪的影响，受到外邪影响后体质会出现变化。

举例来说，小朋友会突然发高烧，但往往不到半天，体温就可以降下来，恢复到活蹦乱跳的状态；或是受到肠病毒感染，刚开始发烧出疹子，甚至心跳快、血压偏高，一旦免疫力抵抗不住，会突然变得很虚弱、血压偏低、手脚冰冷。这都是体质很容易受到外邪影响的最好证明。

如果小朋友的身体内环境长期失衡，体质就会长期偏向某一类。像是有慢性过敏性鼻炎、哮喘的小朋友，往往偏向"虚寒型"体质，严重一点还兼有"湿型"体质；有特应性皮炎的小朋友，多数是"实热型"体质。一定要通过调养，努力让身体恢复到最好的"平和型"体质。

中医与西医并用，抗过敏效果更好

在我的门诊当中，有不少小病患曾有过接受西医或是中西医治疗的经历。西医治疗过敏的方法，较常见的是使用抗组胺药（驱特异、胜克敏、驱异乐等），气管扩张剂（适喘宁、灭喘净、备劳喘等）、去鼻充血剂（鼻福等），还有各式各样的吸入型类固醇（可灭喘、辅舒酮、帝舒满等）、外用型类固醇（皑肤美得、克廷肤）与口服类固醇（必尔生等），以及非类固醇药物（欣流、医立妥、普特皮）等。

利用西药救急，缓解痛苦不适

举特应性皮炎的例子来说，曾有小患者的家长跟我说：“以前只要擦少许的类固醇，隔天皮肤就不红不痒了。但是现在药擦了三四天，皮肤依旧痒得受不了，小朋友忍不住痒，总是抓得浑身是血。”

为什么会这样呢？

类固醇分成七个等级，又简化为四种有效度，依序是弱效、中效、强效、超强效。通常医师会先开弱效或中效的药膏，尤其是婴幼儿脸部皮肤薄，吸收效果好，更需谨慎使用。适当地使用可迅速缓解症状，但长期滥用则会造成药物依赖性，当原本的药效代谢完之后，症状会再次席卷而来，必须使用更强效的药，才能缓

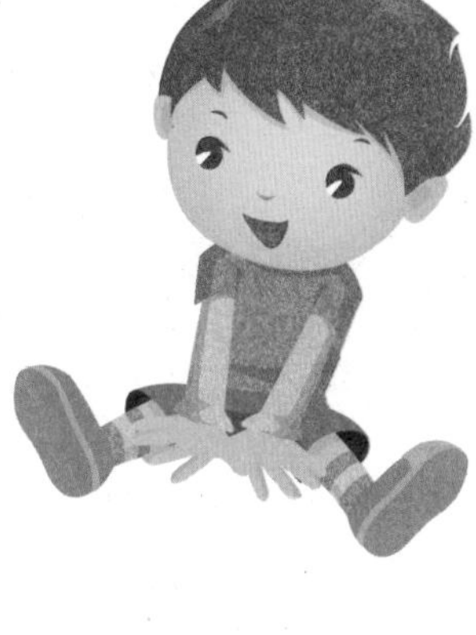

解不适。长期滥用会造成皮肤变薄、毛细血管扩张、皮肤多毛，严重时还会影响生长发育。

口服的抗组胺药物也有类似的情况。当第一线的治疗药物无效时，往往需要加强使用第二线的抗组胺药，或者使用不同种类的抗组胺药。一旦治疗效果不好，可能再加上类固醇或免疫抑制剂，如严重的哮喘病患需要使用注射型的类固醇，严重的特应性皮炎病患需要使用环孢灵等免疫抑制剂，将体内好的、坏的免疫反应全部压抑，从而让身体不会产生发炎现象。但这只是作为短期使用的缓兵之计，长期使用免疫抑制剂或类固醇，会降低免疫力，容易产生霉菌感染或其他免疫功能低下的问题，家长要特别注意。

运用中医"增强"免疫力，调整体质

以哮喘为例，西医在处理小朋友哮喘时，经常使用气管扩张剂让气管通道打开，有时会合并使用类固醇制剂，类固醇会把身体内好的、坏的免疫反应，统统抑制住。

中医在治疗哮喘上和西医的看法不太相同。中医认为，人体本身具有免疫力（中医称为"正气"），也面临"外邪"（外在环境中会侵犯身体的坏物质）的侵入。在"正邪相争"的过程中，中医通过有针对性的中医疗法增强人体免疫力，使内环境重新取得平衡，这样身体的损伤会比较小。

中医处理哮喘，会先找出跑到身体里头的坏物质是什么，再想办法一一解决。如果是寒冷的坏东西（中医叫作"寒邪"）在体内作祟，就会用温热的药物或灸疗让身体暖和起来；如果是让身体发热、发炎

的坏物质（中医叫作"热邪"），就会用清热的中药或刮痧把它驱逐到体外。

看到这里，家长可能会觉得，那是不是看中医就好了？

我认为，对抗过敏性疾病，西医擅长"救急"，中医则是"补强"的专家。中、西医各有不同的长处，可以合并使用，来改善小朋友的过敏问题。

举例来说，小朋友若有哮喘，我通常会建议家长在家中同时备有中药和西药。

西药有快速起效的优势，急性哮喘发作起来，不妨赶快通过西医给予的气管扩张剂来缓解急症，西药的成分可以马上吸入气管里面，能立刻解除哮喘不停的危机。

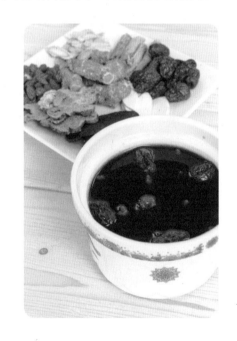

中药需要相对较长的时间才能发挥药效，尤其是喝的汤药，药材往往需要花时间准备和熬煮。小朋友如果半夜咳个不停，由于目前没有急救型的中成药，熬制中药也来不及解决症状，所以疾病急性发作时，可以先用西药处理。等到病情稳定一点，再以中医的方法进行长期的治疗及调整。

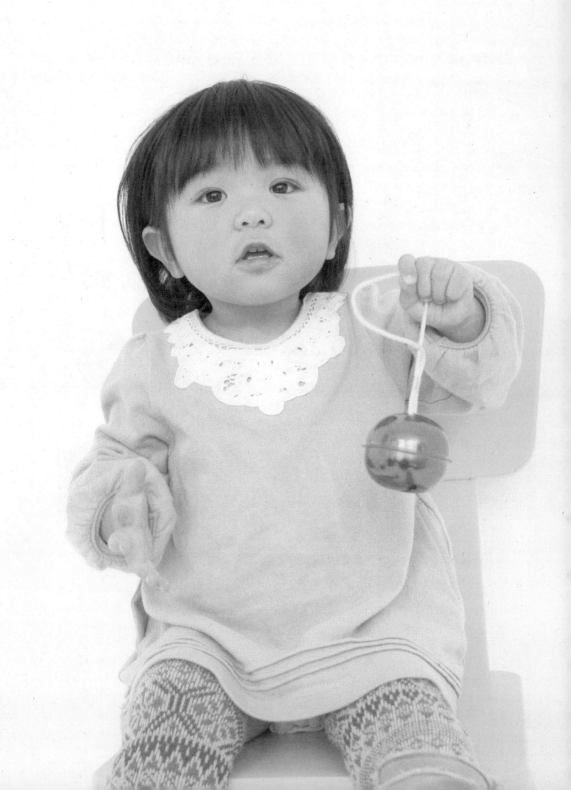

第 2 章

中医疗法，
关闭孩子的过敏基因

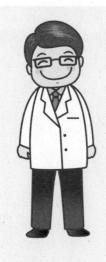

经常有家长问我："颜医师，有没有什么药物或方法，可以让过敏的情况赶快消失呢？"

每每看到家长热切的眼神，我实在不忍心却必须说出实话："过敏性疾病的形成原因非常复杂，很难单用一帖药或是某种方法就能根治。"

上一章说过，过敏的小朋友体质一般偏向"虚寒"，特应性皮炎病患还有"实热"型体质的倾向，急性期还可能兼有"湿"型体质。这都是因为身体的免疫系统功能出现问题，急性或慢性的不适症状很容易找上失衡的体质。

小朋友常见的急性病有发烧、感冒、中耳炎、急性鼻窦炎等疾病。慢性病则多见特应性皮炎、过敏性鼻炎、哮喘等。急性的疾病可以通过适度用药来恢复，慢性的过敏问题，就需要靠时间来重建免疫系统。

中医擅长的，是帮助病患把损伤的身体逐步恢复到健康的状态。当身体的免疫力（正气）够强时，外来的入侵者（邪气）就没有办法进到身体里作祟。中医常说"正气存内，邪不可干""益气固表"，指的就是帮助身体提高免疫力的意思。

在本章节中，要带大家来认识让家长们最头痛的儿童三大过敏问题：特应性皮炎、过敏性鼻炎、哮喘，并且教大家如何用有效的中医方法来处理它们。

儿童常见的"过敏三部曲"

特应性皮炎、过敏性鼻炎、哮喘，是现代儿童最常见的三大过敏性疾病，而且过敏的现象会随年龄增长接二连三地发作。也就是说，有特应性皮炎的小朋友，很容易接续发生过敏性鼻炎及哮喘的问题。这三个病症会随着孩子的成长，一个接着一个来，所以免疫学就将这个过程称为"过敏三部曲"或"过敏进行曲"。

通常，特应性皮炎是"过敏三部曲"的前奏，患儿从一出生就有症状，一岁左右达到高峰，接下来症状会逐渐缓解。

特应性皮炎如果放任不治疗，不会自然痊愈。如果未能及早在婴儿时期根治，随着成长，过敏的部位会逐渐从皮肤移转到鼻子，2~6岁左右会开始出现过敏性鼻炎，严重者过敏的症状会蔓延到气管，引发哮喘，造成小朋友同时患上过敏性鼻炎与哮喘等呼吸道疾病。

根据统计，有过敏性鼻炎的小朋友，其中两到三成会合并有哮喘；而有哮喘的小朋友，则有八成会合并过敏性鼻炎，比例相当高。如果小朋友两种情况都有，就会变得早晨醒来、晚上躺卧时不舒服，睡觉睡到半夜也会因喘、咳闹醒，相当难受。

由于这三种过敏性疾病所表现出来的症状大不相同，使得不

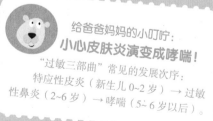

给爸爸妈妈的小叮咛：
小心皮肤炎演变成哮喘！
"过敏三部曲"常见的发展次序：
特应性皮炎（新生儿0~2岁）→过敏性鼻炎（2~6岁）→哮喘（5~6岁以后）。

少家长在孩子小的时候，看到皮肤过敏状况变得轻微了就以为过敏已经痊愈，从而掉以轻心。家长认为"皮肤炎症会自己好起来"的观念，是不对的！轻忽婴儿期的特应性皮炎，很可能导致以下两种结果：

①病情越来越严重。

②转为过敏性鼻炎和哮喘。

如何让"过敏三部曲"停下来呢？

最好的方法，就是从孩子在婴儿时期患特应性皮炎开始，即使病灶轻微，家长也要积极治疗，让孩子病况获得控制，避免复发，如此才能降低孩子由特应性皮炎演变成过敏性鼻炎、哮喘的概率。

关闭过敏的基因！怎么做？

过敏与家族遗传有着非常密切的关联！

根据研究，倘若爸爸或妈妈其中一人有过敏性疾病，子女过敏发作的概率是 29%。又，如果父母两人都有过敏疾病的话，子女发生过敏的概率为 47%。

看诊时，对于第一次带孩子来看病的家长，我都会问他们有没有过敏病史。根据我多年积累的治疗经验，当爸妈两人都有过敏史，同时，生下来的老大有过敏史的话，老二通常没有过敏疾病。这个结论几乎和研究统计数据相同，相当有意思。

此外，我也经常遇到爸爸或妈妈有哮喘或过敏性鼻炎病史，小朋友却遗传到非呼吸道问题的特应性皮炎的情况。这种情况下，爸妈更要小心照顾孩子，避免演变成"过敏三部曲"。

许多家长都在问："既然过敏有可能是遗传基因作祟，那么过敏能不能根治呢？"

我都会这样回答："我们没办法改变先天的基因，但是我们可以把基因关闭。"这种基因表达关闭或打开的方式叫作表观遗传基因改变。如果我们可以把体质调理到一个平和的状态，就可以关闭过敏的基因，达到改变表观遗传基因的目的。

现在有很多科学研究发现，虽然很多人有着相同的基因序列（例如癌症或过敏的基因），但是借助我们的饮食、养育方式，甚至中药，可以决定基因的表现是开启或关闭。比如说爸爸妈妈没有过敏史，但是小孩却有过敏的表现，这多半是后天的喂养方式、饮食习惯、居住环境造成孩子的过敏基因被打开。此时，我们要针对不同性质的过敏体质进行调理。

不同季节的过敏体质调理

不同节令及气候会影响体内的脏腑。每个季节都有对应的脏腑所好发的疾病，而特应性皮炎、过敏性鼻炎、哮喘在不同的季节，有不同的表现症状。若能针对季节对应的脏腑加强保养，就可以有效控制过敏。

⊙春天要养肝

刚进入春天、或是春末转夏初时，过敏性鼻炎的小朋友，总是会狂打喷嚏、流鼻涕。这是因为冬天过后，万物萌发生机的春天气温仍比较低，湿湿冷冷的，当冷空气进到身体里，和体内的热气相遇，掌管身体神经系统的"肝"就会出现"肝逆作嚏"的现象，很容易打喷嚏、流鼻涕。所以，春天要养肝，把肝照顾好。

⊙夏天要养心

夏天气候又湿又热，特应性皮炎的小患者特别难受，患处痒得厉害，经常抓得全是血痕，让大人看得好心疼。此外，夏天也是肠胃炎、腹泻、湿疹的好发季节。

夏天要特别保养的脏腑是"心"，因为心掌管"血脉"，当血脉循环健康运行时，身体红痒的状况就能得到缓解。

⊙夏末秋初要养脾

夏天的炎热往往持续较久，所以中医把夏天的后段时间称为"长夏"。长夏时人体内外环境湿气特别重，体内湿气是由脾主宰的，所以长夏的保养重点在于照顾好"脾"。

有些哮喘、过敏性鼻炎的小朋友，夏天时呼吸道大多不会有问题，若因此放松戒心频繁吃冰凉的食物，将后患无穷！体内湿气不断产生出来，造成"湿邪困脾"影响脾的运化功能，到了冬天，感冒、流鼻涕的症状就会层出不穷。所以，千万不要觉得夏天时鼻子舒服多了，就放心地喝冰凉饮料。

⊙秋天要养肺

秋天冷风多，把空气吹得又干又燥，燥邪易伤"肺"，所以秋天要养"肺"，务必把肺保养好，否则面对忽晴忽冷的天气，一定会诱发咳嗽、哮喘。患有特应性皮炎的小朋友则会出现"血虚风燥"的症状，皮肤干痒得不得了，家长对此大意不得。

⊙冬天要养肾

冬天气候寒冷，中医认为体内的"命门之火"不能灭掉，一定要顾好。"肾"如果强壮可以帮助照顾好身体的"命门"，也就是生命之门的火气。一般来说，有哮喘、过敏性鼻炎的小朋友身体较为虚寒，冬天时可以采用具有温热效果的的按摩、中药、饮食等疗法来加提升体内的热度。

现在的四季变化没有过去明显，特别是地球环境骤变，天气经常忽冷忽热，可能今天穿短袖，明天就得换穿厚外套，感觉节气整个乱掉了。急剧变化的天气，会使身体的适应性出现紊乱。分布在体表的或与外界直接接触的部位，如皮肤、呼吸道黏膜等的"气"，中医称之为"卫气"，也就是"防卫身体表面的气"，是为人体筑起的第一道免疫力屏障，一旦不适应外界的变化，或功能下降（"卫表不固"），身体很可能就会产生疾病，如皮肤起疹、流鼻涕。此外，要是雨水太多，天气太潮湿的话，皮肤和呼吸道也会产生相应反应。

要解决天气异常所造成的健康问题，最好的办法就是要"益气固表"，把脏腑的功能都调理好，免疫力自然就会提升了。

过敏性疾病的季节发病率变化图

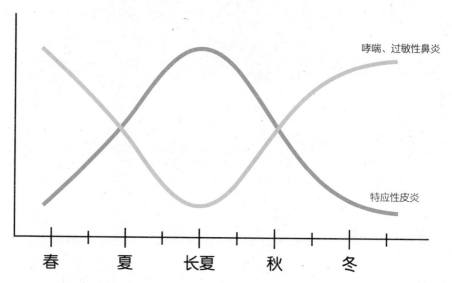

哮喘、过敏性鼻炎

特应性皮炎

春　夏　长夏　秋　冬

夏天是特应性皮炎发作高峰；冬天是哮喘、过敏性鼻炎盛行季节。

各季节要留意的脏腑相关问题

季节	需加强保养的脏腑	特应性皮炎患者容易出现的症状	过敏性鼻炎患者容易出现的症状	哮喘患者容易出现的症状
春	肝	皮肤痒	早、晚打喷嚏，伴有鼻塞	清晨、半夜温度低的时候咳个不停
夏	心	皮肤又红又热，痒得很厉害	通常症状较轻，进出冷气房时较敏感，会打喷嚏	最舒服的季节，进出冷气房或运动时较敏感，会咳嗽
长夏	脾	皮肤又红又痒，患处抓到破皮，有渗出液	湿度高，尘螨作祟，容易不自觉地用手揉鼻子	通常症状较轻，这时候要注意不要吃太多冰冷的食物
秋	肺	皮肤脱屑，发痒	早、晚打喷嚏，有时候还会伴有咳嗽	干咳，通常痰不多
冬	肾	皮肤干燥、粗糙、增厚，患处容易皲裂	早、晚鼻涕多，伴有鼻塞，躺卧时会咳个不停，鼻涕倒流	容易在寒冷的半夜及清晨咳嗽，伴有"咻咻"的喘息声

在气候差异大的地区旅行，如何解决过敏问题？

季节与过敏有很大的关系。因此，每逢寒假来临前，总有家长问我："寒假想到下雪的日本、韩国玩，小朋友的哮喘会不会发作得更厉害？"

我的建议是：抵达当地后可以多喝一些温热的饮品，例如姜茶。而且要随身备好御寒物品，如暖宝宝、口罩、帽子、围巾等，让身体保持温暖。家长还可以帮小朋友准备一些益气固表的中药，在早晚天气比较冷时，各服一次。

⊙杏仁润肺、紫苏解表，可用于日常保养

如果小朋友正在看中医，出国前可以询问医师急症发作时的备用药物。中医师会根据小朋友的寒热体质，开立适合的急症发作常备药物。如果是不曾看过中医的小朋友，因为体质较难预测，医生通常会开作用较广泛的中药，像是一般用来缓解感冒、咳嗽症状的药材，例如可润肺的杏仁、有解表作用的紫苏等，这些都是不容易出错的中药材，适合用作哮喘及过敏性鼻炎的日常保健药方（后面的章节会详述）。

⊙遇到寒流、冷天或淋过雨，回到家可用吹风机温暖颈后

晚上回到饭店后，可以用吹风机的热气，吹一下颈后方的区域，将白天外出时受到的寒气吹散掉。脖颈后面有几个重要的穴位，如大椎穴、风门穴、肺俞穴，这些都是调理肺部的重要穴位，要做好保暖。

按摩的方式将在后续详加介绍（参见本书第 88 页）。

⊙前往气候干燥的地区，要加强保湿

如果是患特应性皮炎的小朋友，在湿热的地区病况往往会较为严重，若是到高纬度的地区旅行，因为气候偏干燥，皮肤的问题会得到缓解。不过，要留意原本湿痒的皮肤可能转为干痒，皮肤及患处容易皲裂，一定要注意保湿。特别是怕皮肤湿黏、不透气，不太敢擦乳液的特应性皮炎小患者，若是到了干燥的大陆型气候地区，务必擦乳液，最好是使用高度滋润的乳液或乳霜，才能达到保湿的效果。

晚睡会加剧过敏症状

小朋友要早睡早起，特别是有过敏困扰的小朋友。

⊙每个人的身体都是一个独立的小宇宙

为什么这么说呢？因为在中医的理念中，整个世界，甚至宇宙的运动变化，都要顺应由"阴"和"阳"两类对立统一的物质的相互调和。人跟大自然是相呼应的，每个人都是一个独立的小宇宙，身体的机能运转也需要阴阳调合。

"阳"倾向积极、进取、刚硬，正好呼应白天"阳气好发"的时间点。俗话说的"日出而作、日落而息"就是指人在白天阳气蓬勃升发时，要顺应大自然的生机起床，在日落后阴气跑出来时，就应该休息。

这不仅符合阴阳变化的规律，也符合人体生物钟的运作原则。

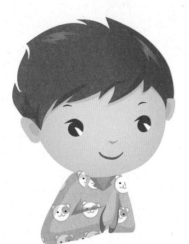

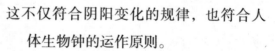

⊙阴阳调和，精神和免疫力自然好

阴、阳的理论乍听之下很复杂，但说起来一点也不神秘。中医讲到很多阴阳平衡的概念，其实都是强调我们失衡的身体状况要回归到大自然规律的运行中。

知名的医学古书《黄帝内经》中就提到："阴平阳秘，精神乃治。"意思是说，倘若阴与阳平衡了，人的精神状态自然就好了。这和免疫学所讲的免疫系统平衡道理相通，就好比中庸之道，过犹不及。

⊙理想就寝时间要在 10 点以前

晚上睡觉时，身体会分泌生长激素。现在有不少小朋友都习惯很晚就寝，这会影响夜间身体自然分泌生长激素的机制，既妨碍身高发展，也会导致身体形成"阴虚阳亢"的体质，容易引发注意力不集中、多动、过敏等疾病。

小朋友最理想的上床就寝时间一定不要超过晚上 10 点，这样才能确保在 11 点前进入熟睡状态（参阅下栏内容）。如果身体没有进入熟睡，得不到充分休息，有特应性皮炎的人皮肤会更加红、痒，而有过敏性鼻炎及哮喘的人，则容易出现擦鼻子、揉眼睛、清晨咳嗽等过敏反应。

给爸爸妈妈的小叮咛：
为什么非要 10 点以前上床睡觉呢？

晚上 11 点开始到凌晨，正好是子时（23:00–01:00）气血走胆经→丑时（01:00–03:00）经络走肝经→寅时（03:00–05:00）气血走肺经的时间，这时候身体若没有进入熟睡，不能得到充分休息，不仅会让生物钟紊乱，更会阻碍分泌生长激素，加上中医所称的肝胆功能失调，会造成身体的代谢功能异常、体内毒素无法排出，使得已经有过敏问题的人症状加剧。即便是健康无病的人，长期下来也会引发免疫力低下等问题，不可不慎。

如何分辨特应性皮炎、荨麻疹、湿疹、汗疹？

门诊经常有特应性皮炎的小朋友来看诊，家长总是很紧张地说："医师，这是过敏吗？是皮炎吗？"其实皮炎的范围很广，只要是皮肤发生炎性反应造成炎细胞浸润都可以称为皮炎。有些皮炎与接触到的物质过敏有关，称为"接触性皮炎"，有些与食物过敏有关，称为"荨麻疹"，其中最困扰的还是"特应性皮炎"。

特应性皮炎通常有以下特征：

①痒。

②反复性发作。

③分布在皮肤皱褶处，例如脖子、肘窝或膝窝，甚至耳垂、手腕、脚踝都会有。

④明显有家族过敏性体质，称作"异位性体质"，例如哮喘、过敏性鼻炎、特应性皮炎、过敏性结膜炎等。

经常有家长搞不清楚疹子的差别，问："这是荨麻疹吗？""这是湿疹吗？""这是汗疹吗？"急性荨麻疹、汗疹都是短暂发作，是可以治愈的。特应性皮炎属于长期的慢性过敏，而且往往有家族过敏史，相当棘手。古代的中医根据疹子的表现称其为"四弯风"（表现在四肢弯曲部位的疹子）、"浸淫疮"等。

荨麻疹

先来说说荨麻疹吧！它是很常见的皮肤病，可算是过敏的一种，发作原因主要是受到外在的影响，通常是吃到会引发过敏的食物，像是海鲜、牛奶，或是接触到会导致过敏的东西，使人的皮肤出现红肿浮起的疹子。刚开始一小片，不少情况下会融合成一大片，发作几个小时后就会消退，来得急也去得快。

有的人吃到某些东西后嘴巴会肿胀，这是荨麻疹严重到形成血管性水肿所致。此外，还有一种"慢性"荨麻疹，慢性的意思是每天或每几天都会发作一段时间，不过疹子通常会自然消退，并不会持续一整天发作。

荨麻疹的疹子颜色可以分两种：

①红色

大部分的荨麻疹颜色偏红，用手触摸会感觉微微发热，使用偏凉性的药浴或药膏类可让它消退，比如涂抹芦荟凝胶，皮肤红肿的情况就能获得缓解。

②淡白或淡粉红色

这种荨麻疹外观看起来像鸡皮疙瘩，多半是受到内在或外来的寒邪所造成，通常吃一点温热的食物，像是麻油煎蛋，或是喝点姜汤发发汗就会缓解。

湿疹

特应性皮炎也常被认为是湿疹。

湿疹涵盖的疾病范围比较广，是指皮肤的炎性反应，造成皮肤有许多炎细胞浸润，甚至渗出液体、凸起丘疹或水疱，在亚急性或慢性的阶段也会干燥或脱屑（注意：湿疹不一定摸起来湿湿的）。许多皮炎，如脂溢性皮炎、接触性皮炎、钱币状湿疹、汗疱疹都属于湿疹。

湿疹往往和饮食作息及压力有关系，先天的遗传因素影响比较小。湿疹的部位通常会发红、瘙痒、有渗出物，有的会渗血，还有的会起水疱、结痂、脱落，中医师会根据病灶皮肤的颜色去判断是由"风、湿、热"哪一种外邪所造成，再依此做进一步治疗。

汗疹

"汗疹"常见于婴幼儿身上，也就是俗称的痱子。主要是汗腺出口被阻塞造成，而且容易发生在相对封闭不通风的部位，例如一直让小婴儿躺坐在婴儿车里，背部特别容易长出汗疹，包尿布的屁股更是常见，中医称此为"痱疮"。

夏天湿气重，小朋友颈部、背部都很容易出汗疹，通常使用痱子粉处置，其中的滑石成

给爸爸妈妈的小叮咛：
特应性皮炎和湿疹有何不同？

特应性皮炎算是湿疹的一种。通常，湿疹病患的疹子没有固定部位，往往发生在湿气比较重的人身上。特应性皮炎则一般有家族过敏史，且有特定的发作部位，例如皮肤皱褶处，并且伴随着较长的病史，不会是今天发作，过一阵子就不见了。

分可以发挥疗效。不过治本的方法，还是保持皮肤透气，也可以喝点绿豆薏仁汤帮助去掉体内的湿气。

疹子类型	发作原因	发作部位	疹子外观	特点
特应性皮炎	遗传过敏性体质、接触过敏原、皮肤屏障缺损……原因较为复杂。	容易发生在身体皮肤的皱褶处，如手肘凹窝、膝盖后方、耳后。	皮肤红或热，瘙痒，有时抓破皮，皮肤会有渗出物，或者干燥脱屑。	有家族过敏史，长期发作，夏天特别严重。
荨麻疹	吃到引发过敏的食物（如海鲜、牛奶、花生），接触香水、防腐剂等过敏原。	容易发生在全身各处，严重时嘴唇或眼皮会肿胀。	块状红肿，摸起来发热。	发作时间短，几小时就会消退。少数病患会演变为慢性荨麻疹。
湿疹	饮食失衡（吃太多油炸或冰冷食物）、作息不正常、生活或工作压力大。	全身各处均有可能发生，最常发生在脚底或容易闷热的地方。	"风、湿、热"不同外邪造成不同的疹子，产生水疱、红肿、渗出液，也可能会干燥脱屑。	发作时间依症状严重程度而定。
汗疹	汗腺出口阻塞、皮肤不透气。	背部、屁股。	许多凸起的红色小疹子。	保持皮肤透气可以改善。

特应性皮炎是很棘手的慢性过敏性疾病

相信对很多医师来说，在众多慢性过敏性疾病当中，特应性皮炎是较难处理的一个。临床上经常有皮肤又红又烫被抓得疤痕累累，伤口还不断有渗出的小病患前来就诊，让人看了好心疼！

特应性皮炎好发在一岁以下的婴儿，有大约45%的患童在六个月大前就会出现症状，60%的患童在一岁前发病，85%的患童在五岁以前发病，而且女生比男生的罹患概率略高，约为1.3∶1。

如果两岁前就发病，到七岁时还会有20%的人持续受特应性皮炎之苦，其他有17%的人会间歇性地出现症状，有的人则会转为过敏性鼻炎或哮喘。所以，从孩子很小的时候就帮他把特应性皮炎控制好非常重要，千万不要以为"长大了会自行好"而轻忽治疗。

不少小婴儿，刚一出生皮肤就长出疹子，让家长担心是否为特应性皮炎或脂溢性皮炎。其实，这两者早期的表现并不容易区分，尤其婴儿的疹子若只出现在皱褶处，而头皮或其他地方都没长疹子时，就更难判断了。

婴儿型脂溢性皮炎

一般来说，婴儿型脂溢性皮炎在出生后三个月内发作率最高，好发于油脂分泌多的部位，例如头皮、脸、耳朵，身体其他部位通常没有。患处有明显的脱屑性红疹，一般不会痒。可以在洗澡的时候，先在清水中加入少量中性肥皂，以此来清洗皮屑，或是在患部涂擦婴儿油，症状基本都会改善，通常到六个月大之后会慢慢好转。

婴儿型特应性皮炎

如果患特应性皮炎的话，皮肤发炎的状况会随月龄增加更趋严重，尤其宝宝八九个月大开始会爬行之后，症状会越来越明显。疹子常见于手臂外侧、小腿前侧，也就是爬行的时候手脚与地板接触到的地方。随着年龄渐长，会转移到屈侧的部位，也就是手肘或是腘窝部位。

怎样确定孩子患了特应性皮炎?

有些家长问："特应性皮炎可以通过新生儿的过敏原检测得知吗？"

很难！目前各式各样的过敏原检查，对于呼吸道疾病，如哮喘、

给爸爸妈妈的小叮咛:
脂溢性皮肤炎擦点油软化皮屑就好

小婴儿的脂溢性皮肤炎通常过几个月就会痊愈，治疗方式是用一点点婴儿油将皮屑软化，等它脱落就好了。但特应性皮炎会反复发作，而且家族中如果有人有特应性皮炎，或是哮喘、过敏性鼻炎等病史，那么小朋友罹患的概率也会更高一些。

过敏性鼻炎往往比较精准，但特应性皮炎很难测出是尘螨、猫狗毛过敏，还是食物所造成的。所以，最好的诊断方式是用眼睛看全身有哪些病灶，是否符合发生在"皮肤皱褶"的特点，是否有"家族性过敏体质病史"，往往可大致诊断。

小朋友倘若在头皮、脸部两侧都有对称的、红红的、脱屑状的皮屑，

嘴巴两边出现口水疹，而且在双手手肘屈侧、腘窝、脖子、耳朵与脸部交接处等易形成皮肤皱褶处，也出现对称性的红疹，就可能是特应性皮炎。

婴儿期的脂溢性皮肤炎＆特应性皮炎判断要点

病名	好发年龄	发病部位	特点
脂溢性皮炎 	新生儿至6个月	油脂分泌多的地方（如头皮、脸）。	用婴儿油软化皮屑可改善症状。
特应性皮炎 	新生儿，4~6个月之后越来越明显	不是单纯局部的红痒，而是全身出现"对称性"的红疹。 新生儿好发在脸颊的两侧、两耳后方皱褶处；会爬行之后，好发在手脚与地板接触处（手臂伸侧、小腿前侧），再长大一点，多半发作在两腿腘窝内侧、两手肘窝内侧。	会反复发作。

特应性皮炎的中医调理

就中医来讲，特应性皮炎患者的体质通常偏向"实热"，但不同时期会有不同的表现，因此要依不同的症状，调理肺、肝、脾或心。

如，"干燥型"的患儿皮肤会出现淡红或是暗红的斑片，很容易干燥、瘙痒、脱屑，而对称性的病灶常出现在两颊、耳后、脖子与四肢的皮肤表面。"渗出型"的婴儿皮肤会出现红斑性丘疹、水疱、糜烂、渗液、结痂，严重的会分布在四肢，并且产生脓疱。各时期常见的特征，简述如下表：

特应性皮炎不同时期常见的症状

类型	常见发生期	体质	特征
干燥型	婴儿期	血虚风燥	皮表干燥、瘙痒、脱屑
渗出型	婴儿期	以湿为主	水疱、丘疹、结痂、渗液
湿疹型	儿童期	湿热并重	四肢屈侧针眼状丘疹，呈淡棕红色
痒疹型	儿童期	血虚生风	四肢背部米豆状小丘疹、薄痂生成呈褐色
苔藓化	少年至成年	血瘀兼血虚	斑疹肥厚苔藓化，表面白色鳞屑、色素沉着，自觉剧痒，搔抓后易感染

患有特应性皮炎的一岁以下婴幼儿，因为肠胃娇嫩，不易吸收中药成分，通常我会开立中药药浴方，让家长在家以湿敷患处的方式，为小宝宝调理病情。这种方式与口服药物一样具有很好的疗效。此方在后面的章节将详细介绍。

特应性皮炎受"风、湿、热"邪影响的实际案例

在此，我要为大家介绍典型的"风、湿、热"邪为患的特应性皮炎案例，以及治疗对策和结果。首先，简单为大家说明中医所谓的"风、湿、热"邪为患的情况：

⊙ "风"：伤口好像被风吹过，会有发痒、忍不住要抓挠的感觉。

⊙ "湿"：伤口渗出物比较多、体内湿气太重。

⊙ "热"：患者颜色很红，体内热气过盛。

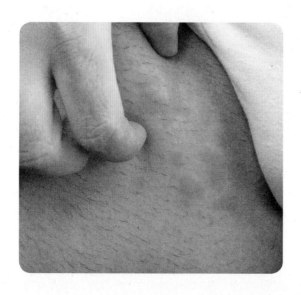

案例分析

　　案例是一个正值青春期活泼好动的男孩，就读初中的他来看诊时，正逢又闷又热的炎夏，身上的穿着却非常不合时宜，长袖长裤把四肢都遮掩得密不透风。一卷起他的长裤就发现，小腿上好几处皮肤泛红发炎，而且被抓破皮，伤口溃烂，有些已结痂，少部分脱屑，情况惨不忍睹。这就是典型的"风湿热"的实际状态。

■治疗对策

　　我的治疗方法是使用清热祛湿的中药，例如苦参、白鲜皮等药物。体内湿气重的人，因为水分没有代谢掉，脾也很容易跟着虚弱，造成消化不良、食欲不振或水湿困脾（常称为"脾湿"）。在此情况下，我会再使用一些祛湿气的药，例如茯苓、薏仁。最后再配合养血、祛瘀的药材，例如何首乌、当归、赤芍来达到滋润的效果，并减轻皮层增厚及苔癣化。

　　这名男孩在使用中药治疗大约三周后，原本溃烂的伤口，已经变干燥了许多，皮损的颜色也淡了不少，更重要的是，皮肤不痒了。

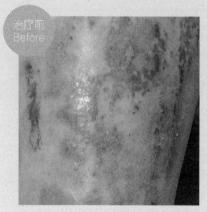

受"风、湿、热"邪影响，伤口泛红溃烂。

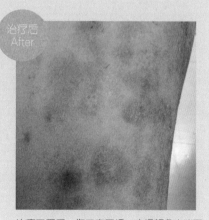

治疗三周后，伤口变干燥，皮损颜色也淡了。

如何分辨孩子是感冒还是过敏性鼻炎？

小恩是幼儿园大班的男生，经常一早起来就不停地打喷嚏，清水一样的鼻涕流个不停。到了晚上，鼻子经常不通气，影响呼吸，很难入睡。

奇怪的是，白天到了学校，一活动起来又没什么症状，跟正常小朋友一样活蹦乱跳。但是，傍晚一回到家，吃过晚餐后，打喷嚏、流鼻涕、鼻塞……各种过敏症状又通通跑出来了。

如果您的小朋友也有上述情况，那很可能就是患了过敏性鼻炎！

过敏性鼻炎最常见的三个特点：

①打喷嚏；

②流鼻涕；

③鼻塞。

而且，往往在早上和晚上温度低的时候症状最明显。

前面说过，"过敏三部曲"指的是特应性皮炎→过敏性鼻炎→哮喘。如果小朋友有特应性皮炎，那么到了2~6岁，差不多是进入幼儿园阶段，往往是过敏性鼻炎好发的时期。

过敏性鼻炎有两个很重要的观察指标："时间性"和"环境性"。

⊙"时间性"指的是早晚症状明显，打喷嚏、流鼻涕、鼻塞，没完没了，但随着白天气温升高，又几乎没有症状。

⊙"环境性"则是指人到灰尘、尘螨多的地方或是过敏原复杂的陌生环境，过敏很容易发作，例如出门旅行住进饭店时。有时候在家里，换床单、被褥时扬起的灰尘和尘螨，也会诱发。

保持环境干燥可以减少鼻过敏

目前，过敏性鼻炎以宠物的毛屑、花粉、灰尘、尘螨造成的最为常见。特别是尘螨，环境湿度在 50% 以上，尘螨最容易生存，当环境湿度低时，它们很快就会脱水而亡，所以在气候干燥的地区，尘螨较难存活。另外，尘螨的主要食物来源，是藏在毛毯、床单、被褥中的人体皮屑，只要保持环境的清洁，也能有效降低过敏的发作频率。

鼻窦炎的发展过程

有过敏性鼻炎的人，通常流出来的鼻涕是清水样的，很少有黄黄的黏稠物。由于早、晚易接触到比较冷的空气，或是睡觉时身体翻动被、枕头上的尘螨进入鼻腔，鼻黏膜受到刺激，神经细胞快速反应，就会让人在几秒钟内喷嚏打个不停。

中医认为，打喷嚏是外面有邪气进来，身体的正气要与邪气对抗，主管神经系统的肝就会"肝逆作嚏"，通过打喷嚏来把邪气排出去。

打完喷嚏后，往往会接着流鼻涕。如果鼻涕顺畅流出来还好，最坏的情况是流不出鼻涕，使得鼻甲黏膜越来越肿胀，出现鼻塞现象。鼻塞时，鼻涕要往哪儿流呢？有几个地方可以流出，最常见的是鼻涕从鼻子后方转弯倒流到咽喉，叫作"鼻涕倒流"。但是，如果鼻涕倒流无法把鼻涕完全排掉，反而越堆越多，有可能演变成鼻窦炎。

过敏性鼻炎的中医调理法

打喷嚏、流鼻涕、鼻塞这三种症状，西医归类在鼻子过敏的范畴，经常以抗组胺药物减少鼻涕的分泌。中医则认为，此三种症状的治疗方式是完全不同的，建议从调理"肝""脾""肺"三者来入手。

首先，中医缓解打喷嚏，采用"益气固表"的方法。打喷嚏是"肝逆作嚏"，是身体与外来邪气（过敏原）打仗的阶段，如果太激烈，就要想办法让身体缓解一下。因此会使用有"疏肝"特性的中药，让神经反应不要太强烈，同时加入补气的药方，把黏膜这个"表"稳固住，让其不会太轻易被过敏原侵犯。

针对流鼻涕的药方

如果出现了流鼻涕的情况，表示体内有"寒湿"，要想办法减少身体的寒湿，就会使用祛寒、祛湿气的药物，同时加入调理脾胃的中药。只要把脾胃调养好，湿气就会减少许多。可采用"六君子汤"，它是中医常用的方剂，顾名思义药方涵盖了六种药，其中党参、茯苓、白术、炙甘草，合称四君子汤，作用在养脾胃、固表。再加上两味帮忙祛湿气的方剂，半夏（祛湿气）和陈皮（理气），统称为"六君子汤"，能发挥更好的效果。

"六君子汤" 改善脾虚寒湿体质

药材*： 党参9g，茯苓12g，
白术12g，炙甘草6g，
姜半夏6g，陈皮3g。

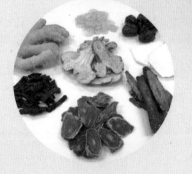

功效： 益气健脾，燥湿化痰。

使用方法：

①将药材放入汤锅，可再加红枣4
枚、生姜3片，加水至盖过药材约
3厘米高，以大火煮沸后，转小火
再煮30分钟，过滤药渣取出汤汁，
即为第一碗药汤。

②接着再倒水至刚好盖过药材，以同样方式煮第二碗。将第一、
第二碗药汤混合，分早、晚两次饮用。

* 建议由中医师视体质调整处方，也可以改服中药配方颗粒剂。

针对鼻塞和鼻窦炎的药方

过敏性鼻炎如果进展到鼻塞，甚至出现鼻窦炎的情况，中医的处理方法有很多。其中之一叫作"温通开窍"，如使用石菖蒲、路路通等药材帮助祛湿气、通孔窍。另一种方法是使用具挥发性的芳香类药物，因为药材的香气成分可化湿、开窍，减缓过敏症状。中医常用薄荷、辛夷、苍耳子，再加上白芷，这四味药合起来叫"苍耳子散"；另一帖则是"辛夷散"，当中含有辛夷、白芷、升麻、藁本、防风、川芎等几味药。

"苍耳子散" 缓解严重鼻塞、鼻痒、打喷嚏症状

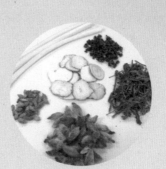

药材 *：苍耳子 4.5g，辛夷花 9g，白芷 18g，薄荷叶 1.5g。

功效：疏风邪，通鼻窍，止头痛。

使用方法：

①可磨成细粉过筛后，加上葱与细茶粉，依照体重比例服用。

②也可以将药材放入汤锅，加水至盖过药材 3 厘米，以大火煮沸后转小火煮 15 分钟，过滤取出汤汁，即为第一碗药汤。

③接着再加水至盖过药材，以同样方式煮第二碗。将第一、第二碗药汤混合，分早、晚两次饮用。

* 建议由中医师视体质调整处方，也可改服中药配方颗粒剂。

缓解鼻塞的熏鼻疗法

中医有一种熏鼻疗法。这里推荐一帖缓解鼻塞的蒸熏药方：用大火把水煮开后转小火，加入"辛夷"和"薄荷"两种中药材，煮10分钟左右，药材会挥发出芳香的水蒸气，让鼻子去闻吸这药香，就能达到畅通鼻子的效果。

其中道理就跟祖父辈将风油精、白花油抹在鼻孔处畅通鼻子是一样的。要注意的是，挥发性的芳香类中药材，不能煮太久，以避免药效过度挥发。

"辛夷熏鼻方" 缓解鼻塞症状

药材 *： 辛夷花 15g，薄荷 6g。

功效： 畅鼻通窍。

使用方法：

①将药材放入汤锅，加水至盖过药材3厘米，以大火煮沸后转小火煮10分钟，过滤取出汤汁，趁热用药液蒸汽熏鼻，熏时应尽量深吸气，使药液的蒸汽进入鼻腔内。

②每日早晚熏蒸 1 次。

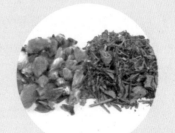

* 建议由中医师视体质调整处方。

在家就能做！简易的感冒和过敏检查法

每逢天气变化或是季节交替之际，门诊经常有家长问起："我的小孩怎么感冒拖了一两个月还没好？""吃了好多医师开的感冒药，怎么痰和鼻涕还是那么多？"

从时间性简单区分

感冒通常五至七天就会好，如果长达一两个月还没痊愈，或是好了一两天，又再度发作，而且症状只发生在早、晚，那极有可能是患上了过敏性鼻炎！

两者差别在哪里呢？可以从时间性简单作出区别："过敏性鼻炎有时间性，感冒没有。"感冒不会让人只有早晚有感冒症状，而中午是正常的。感冒的鼻塞、喉咙不舒服的症状，不会因为气温上升而改善。此外，感冒容易出现感染征兆，例如扁桃体发炎。家长不妨在明亮的灯光下，拿家里使用的干净汤匙压一下小朋友的舌头，查看一下喉咙周边有没有偏红，如果偏红就可能是上呼吸道感染。一般来说，过敏时喉咙不会太红，而且不会发烧，感冒则容易发烧，这些都是判断感冒与过敏性鼻炎的依据。

如果将过敏性鼻炎误以为感冒，服用抗组胺药物进行治疗，反复吃感冒药，则治标不治本，反而让身体的免疫力下降。

患过敏性鼻炎的人，体质通常偏虚，也容易造成家长频频带小朋友来求诊，总误认为小朋友感冒不易好。

感冒与过敏性鼻炎的差别

疾病名称	时间性	体温	合并症
感冒	整天都有不适症状	容易发烧	合并其他感染症，如扁桃体发炎、急性鼻窦炎、急性中耳炎
过敏性鼻炎	常发生于早、晚	不会发烧	慢性鼻窦炎、哮喘

根治过敏性鼻炎要从体质调理入手

有些家长还会问："过敏性鼻炎难道不会一整天都不舒服吗？"

"会！"过敏性鼻炎非常严重的小朋友，从早到晚打喷嚏、流鼻涕、鼻塞连续不断，不过这算是比较严重的例子，需要靠医生的专业技能来辨别。

过敏性鼻炎有很多种情况，症状相当复杂。在门诊时，常常遇到家长自行判断，告诉医生说小朋友已经感冒好几个月都没好，结果在医师仔细看诊之后，才发现小病人其实是罹患了过敏性鼻炎。

单纯只用缓解过敏症状的药物，无法治本。过敏性鼻炎的根本改善方式，应该包括体质调理、正确饮食以及环境控制。我曾在《国际儿童耳鼻喉科医学会》杂志发表论文，论文中提到患过敏性鼻炎的儿童，多半属于中医讲的寒性体质，这一类的证型是可以通用温肺祛寒的中医药疗法来改善的。

小·心！鼻涕倒流可能致命

过敏性鼻炎也会出现合并症，比如鼻涕倒流。家长在不知情的状况下，带小朋友来看诊时，往往会这样叙述病况："宝宝好像有过敏、打喷嚏、流鼻涕的情况，晚上一躺下来，会一直咳嗽，咳个半小时一小时是常有的事。好不容易睡着了，才会咳得轻一些。"

这种"躺下来才会咳，白天不太咳"的咳法，是因为鼻涕卡在鼻腔里，跟哮喘的情况不太一样。哮喘的特点是在较冷的清晨、半夜时容易咳，这是因为气管容易因冷空气刺激而发生痉挛。所以，从咳嗽的时间性，也可推断出小朋友是过敏性鼻炎还是哮喘。

鼻涕倒流可引发中耳炎或鼻窦炎

鼻涕倒流最典型的现象，是嘴巴一打开，哇，从上面的鼻腔开始，浓浓的鼻涕一路流下来，卡在咽喉，或是咽喉壁上有黄黄黏黏或白色透明的鼻涕，顺着咽喉壁流下来。很多人以为鼻腔只是面部区域的狭小空腔，其实鼻腔是往内往后延伸的！

给爸爸妈妈的小叮咛：
咳嗽不止是哮喘还是过敏性鼻炎？

过敏性鼻炎会因躺着鼻涕倒流造成早晚咳嗽较多，白天较少。

哮喘则容易在寒冷的半夜及清晨咳嗽，运动后吸入大量冷空气也容易咳嗽。

正常的鼻腔与副鼻腔剖面图

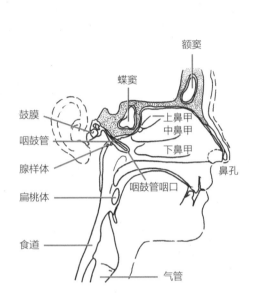

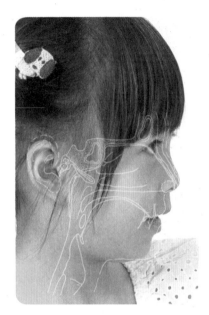

从鼻子的剖面图可以了解到，空气进入鼻腔，鼻腔帮助我们调节温、湿度。鼻腔当中有许多免疫细胞，一旦遇到过敏原或是感染，这些免疫细胞（嗜酸性粒细胞、肥大细胞、淋巴细胞等）就会出动。鼻腔往内会经过一个转弯的地方，这儿有一个腺体叫"腺样体"，"腺样体"可以帮助人体对抗外来的"坏人"，作用和喉咙的扁桃体相似，只是两者所在的位置不同。

腺样体附近也有咽鼓管的开口，咽鼓管如果阻塞了，让鼻涕往中耳跑，很容易造成中耳炎。鼻涕若往鼻窦跑，造成阻塞，会造成鼻窦炎（之后会再介绍）。

　　顺着鼻子的腺样体往下就到了口腔的扁桃体。如果鼻涕一直倒流到口咽部的扁桃体，会引起咽喉不舒服。不同之处在于：扁桃体发炎时，很容易察觉到肿胀，但是腺样体过敏发炎时，却不容易察觉到肿胀。

鼻涕倒流可致命的原因

　　有些鼻涕倒流的小朋友，嘴巴一张开，可以观察到咽喉后面两侧的扁桃体非常肿大，但却没有发烧现象。家长会说："奇怪，睡觉前会咳嗽，睡着后变成无法呼吸，必须改用嘴巴呼吸，有时还会出现类似打呼的声音。"

　　有一种更恐怖的，打呼还会偶尔暂停一下，即"睡眠呼吸暂停综合征"，睡到一半会暂时停止呼吸，情况严重的话，会威胁到生命安全！

　　所以，鼻子过敏完全轻视不得啊！

　　有鼻涕倒流困扰的小朋友，躺着的时候，鼻涕会卡在鼻腔转弯的孔洞处，便想要咳嗽将它咳出来。孩子入睡时，家长可以把枕头垫高，让鼻涕有机会往下流，这样睡前不舒服的症状就会改善许多。若睡眠中出现呼吸暂停的情况，一定要赶快找医师治疗！

过敏性鼻炎反复发作，
易导致鼻窦炎

　　过敏性鼻炎患者因为鼻子黏膜较脆弱，经常引发细菌感染，因而过敏性鼻炎会演变成鼻窦炎。

　　一开始是外来的过敏原进入体内，身体的黏膜系统察觉到"坏人"来了，会通过免疫系统呼唤免疫细胞，例如嗜酸性粒细胞、淋巴细胞等，齐心对抗过敏原。在对抗过程中，就好像打架一般，产生出许多细胞激素，并且出现防御机制，于是鼻子黏膜开始肿胀，身体出现发炎现象。

　　前期阶段的发炎现象其实是件好事，因为身体想要赶快排出过敏原，借助鼻子的黏膜肿胀，一开始会不停地流出清水样的鼻涕。但是，如果黏膜的抵抗力不够，或是小朋友忍不住用手指头挖鼻子，接下来身体就会产生更多发炎症状，如鼻涕开始变成浓稠、黄色坨状物等，以利排出细菌或病毒。

　　一旦所有的免疫反应都对抗不了过敏原或感染时，发炎的病理产物和感染源就会深入鼻窦或是身体内部。鼻窦黏膜上的纤毛上皮帮忙把鼻窦内的分泌物排到鼻腔。如果鼻黏膜肿胀、鼻涕太多或是感染发炎，鼻窦通往鼻腔的开口引流受到阻塞，就容易造成鼻窦炎。

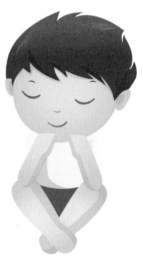

认识鼻窦炎

鼻腔周围的颅骨里面有一些含气腔室叫作"鼻旁窦"，鼻旁窦又分几个部位：

①筛窦：在鼻腔往下一点的地方。

②蝶窦：在鼻更深一点的地方，就像蝴蝶的双翅一样分布两侧。

③上颌窦：位在牙齿咬合的上颌骨，是比较大的鼻窦。下颌骨处就没有鼻窦了。

④额窦：是六岁以上的小朋友在印堂位置出现的一个大约一元硬币大小的鼻窦。更小的婴幼儿只有孔室，年龄渐长后才会生成孔洞。

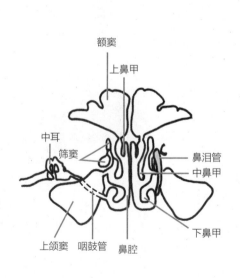

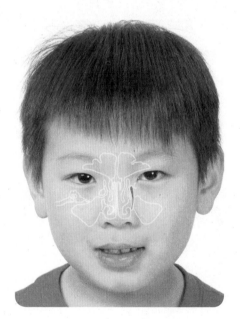

鼻旁窦本来是人体天生的孔洞，除了发音共鸣，还可在呼吸调节的过程中，保持空气通畅。但若发生过敏情况，鼻腔的许多孔洞就会被塞住，原本只在鼻腔黏膜作怪的坏东西，通通会往孔洞内侵犯。这就不妙了，孔洞会变得好像蓄水池一般，细菌、鼻涕、黏液……全部跑进这个空间变成一摊死水，最后演变成"鼻窦炎"！

鼻窦炎会发生在任何一个有孔洞的地方，但是在小朋友身上，最容易发生在鼻腔外侧眼眶下方的"上颌窦"。

有鼻窦炎困扰的小朋友，经常会跟爸妈说："上课时会忍不住一直擤鼻涕，有时候呼吸还有臭味，无法专心听老师讲课。"甚至也有伴随头痛的例子，如在额头印堂中间感到闷闷痛痛的，而且眼睛也很不舒服。这都是因为小朋友的鼻窦炎太严重了，连位于额头印堂部位的"额窦"都被塞住了。前额的印堂处，是身体重要的经络"任脉"经过的地方，中医有句话说"气不通则痛"，一旦气孔及经络都被闭塞住了，连呼吸都会非常不舒服。

急性鼻窦炎反复发作，易形成慢性鼻窦炎

鼻窦炎又分成急性和慢性，如果是急性鼻窦炎，有时会伴随发烧现象，严重时大约一两个星期才会改善。

急性鼻窦炎发生的时候，一开始是感染、肿胀，造成鼻窦的开口阻塞，使得分泌物滞留。身体为了赶快把入侵体内的毒素赶出去，会启动更高的免疫机制，下丘脑的温度调节中枢会命令身体调高体温，当体温升高，全身的免疫细胞就会全部被唤醒。一旦必须启动全身的反应来对抗感染，就表示已出现严重的感染，这时候人就会发烧了。

如果鼻窦炎反反复复，好了又发作，拖延很久，鼻腔孔洞当中的黏液一直无法排除干净时，就会不断发炎，变成慢性鼻窦炎。

鼻窦炎属于感染，过敏性鼻炎属于过敏

要特别留意的是，有过敏性鼻炎的人，容易合并患有鼻窦炎，但是罹患鼻窦炎并不等于就是过敏性鼻炎。鼻窦炎属于感染，过敏性鼻炎属于过敏，两者是不相同的，不可以画上等号。

过敏性鼻炎　≠　鼻窦炎
（过敏）　　　　（感染）

过敏性鼻炎与鼻窦炎的实际案例

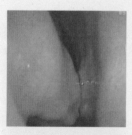 过敏性鼻炎患者。鼻腔黏膜苍白肿胀，伴随有水状分泌物。

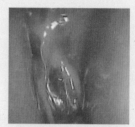 鼻窦炎患者。鼻腔内可观察到中鼻道有息肉及脓状分泌物（右鼻腔）。

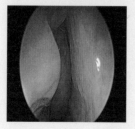 过敏性鼻炎患者。鼻腔黏膜苍白，伴随有水状分泌物。

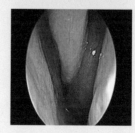 鼻窦炎患者。鼻腔内可观察到中鼻道有息肉（左鼻腔）。

鼻窦炎的特征

⊙鼻涕呈现黄色黏稠状

鼻窦炎的鼻涕是黄色黏稠的，因为鼻腔被塞住了，所以嗅觉会减退，闻不到气味。通过 X 光片可见鼻窦处呈现模糊不透明、黏膜增厚等，甚至气体液体介面发现分泌物堆积等，这些都是把鼻窦塞住的分泌物。

⊙局部肿胀按压会痛

有时候小朋友会有局部肿胀感，用手指一按压，会有"哇，好痛！"这样很明显的不舒服感。

⊙感觉不断地流眼泪，而且眼屎多

当鼻窦炎的肿胀情况严重时，眼睛的泪腺分泌的泪水没办法排到鼻腔，一整天都感觉在流眼泪。为什么会这样呢？因为鼻涕会往几个地方跑，其一是前面说过的"鼻涕倒流"，另一个就是把鼻泪管塞住，导致一整天都在流眼泪，而且是流出黄黄、黏黏的眼泪。

黄黄、黏黏的浓鼻涕，顺着鼻泪管往里头跑，会与眼泪混合，导致眼睛的分泌物呈现黄色，导致眼屎特别多。

⊙呼吸有臭味和口臭

还有一个明显的特征是，呼出的气会有一点腥臭味。这是因为鼻腔里面已经化脓，不断分泌出黏黏的东西，积停在孔洞里很久，造成腥臭味。

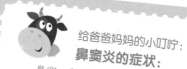

给爸爸妈妈的小叮咛：
鼻窦炎的症状：
鼻塞，鼻涕黄而黏稠，呼吸有腥臭味或口臭，鼻涕倒流、有压痛感，发烧或不发烧，嗅觉变差，头痛，不断流泪和结眼屎。

鼻窦炎的中医对策

鼻窦炎中医称为"鼻渊"。临床上我常通过"断绝脓源，通窍畅窦，排脓引流"三种方法，使用辛夷清肺汤、六君子汤、鱼腥草等方剂加减治疗。

临床上我观察到，使用中医药治疗可减轻慢性鼻窦炎的症状。虽然没有使用抗生素，但是中药里除了有金银花、连翘、栀子、鱼腥草等清热解毒的药材外，还有提升免疫力、益气排脓的黄芪、茯苓、白术、升麻等药材可应用。过去我曾于美国鼻科学会官方杂志《国际过敏科学和鼻科学论坛》（*International Forum of Allergy & Rhinology*）发表过研究报告，报告中指出，慢性鼻窦炎病患如果接受中医药治疗，可以减少 80% 以上使用功能性内视镜进行鼻窦手术的需求。

手术无法从根本上解决过敏性鼻炎

从鼻子的解剖构造图可以发现，鼻腔有鼻中隔及三块鼻甲：上鼻甲、中鼻甲、下鼻甲。鼻甲对人体而言，是非常重要的构造，大家不妨将鼻甲想象成加热器，每个鼻甲的部位都充满血管和腺体，正常人每处鼻甲会分泌一点点黏液，能够让吸进鼻子里的空气变得温暖、湿润，减缓冷空气、脏东西对整个呼吸道的刺激。

如果用手电筒从鼻孔照进去，可以看到下鼻甲，再往上就是中鼻甲，下鼻甲与中鼻甲之间的中鼻道有个开口，也就是上颌窦的开口。

如果身体的防御机制被迫启动，鼻甲会变得肿胀，导致鼻道被塞住，通常会由下鼻甲最早开始肿胀，再往上塞至中鼻道、上鼻道。一旦鼻道通通塞住了，分泌出来的鼻涕没有地方流，就可能由后方倒流到咽喉，也可能在各个鼻窦开口、鼻泪管、咽鼓管开口处形成阻塞或倒流。

鼻甲肿胀的中医治疗对策

⊙轻微的鼻甲肿胀

临床上我在治疗鼻涕倒流时，会先察看鼻甲的鼻肉，家长也可以观察看看，如果下鼻甲有些微肿胀，但是颜色是苍白的，通常是"寒湿"造成的，表示体内循环不良、寒气很重。这时候可以吃点温热食物，并用温热的中药帮助身体循环好转，让鼻子里的黏液流出，也可以消肿。

⊙严重的鼻甲肿胀

如果鼻甲又肿又红，则提示发炎，属"湿热"型鼻炎，要去医院让医师诊察。通常我会用些清热祛湿的中药，减少发炎，帮助消肿，然后加上健脾祛湿的中药避免复发。

西医手术治疗，可能让鼻子更不舒服

治疗严重的下鼻甲肿胀，西医多半使用手术来处理鼻塞的症状。主要的手术疗法有三种：

⊙下鼻甲切除术：手术时会将内视镜伸入鼻腔里，把下鼻甲切除。

⊙鼻中膈鼻道成形术：也就是鼻中隔弯曲手术。

⊙鼻黏膜高频热凝疗法：据说手术副作用少。

有些病患手术后，一开始感觉鼻子很通畅，但过了一阵子又塞住了，过敏性鼻炎并没有明显改善，反而因为少了一块下鼻甲，少了一个"温度加热器"，吸到冷空气马上感觉鼻腔很冷、很干，更加不舒服了。

过敏性鼻炎通过中医药来调理可以得到根本性的帮助。通过以往我对儿童与青少年使用中药的调查研究发现，18 岁以下的儿童与青少年，最常就诊中医的原因就是过敏性鼻炎，大部分家长认为寻求中医调理体质，才能真正改善小朋友的鼻过敏症状。

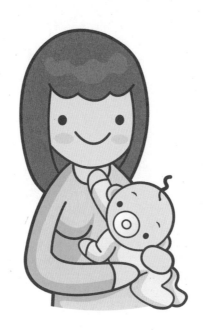

黑眼圈也是过敏性鼻炎的特征

不少家长来到门诊，问："我家小孩明明没熬夜，怎么眼睛下方黑眼圈这么严重？"

往往只要我问，"小朋友是不是经常打喷嚏、流鼻涕、鼻塞？"家长的回答通常都是："会！"

由于我们的眼睛下缘与鼻子之间有通道，所以患有过敏性鼻炎的小朋友，一旦鼻塞的情况严重时，不只鼻子的孔洞被塞住、鼻窦局部肿胀，也会影响眼睛、鼻子部位的血液循环，血液只好滞留在眼睛周边，造成"Allergic Shiner"现象，就是中文所称的"过敏性黑眼圈"，英文的"Shiner"原意是"发亮"，但用在这里，说的却是眼睛下围呈现黑色的现象。过敏性鼻炎造成的黑眼圈，其实在儿童群体里很常见，而且不少孩子年龄越大黑眼圈越明显。

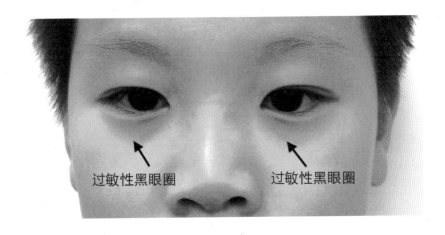

过敏性黑眼圈　　　　　　　过敏性黑眼圈

治疗时，我会先通过"望诊"来观察小朋友的气色好不好，是不是生病了。我发现，很多患有过敏性鼻炎的小朋友，从外观上看起来，除了黑眼圈外，往往气色也不太健康，通常面色㿠白，很明显是气虚的征兆。此外，有医学研究指出，过敏性鼻炎越严重，黑眼圈的颜色越深、面积越大，比较特应性皮炎、过敏性鼻炎、哮喘这三种儿童常见的过敏，过敏性鼻炎与黑眼圈关系最为密切。

 ## 诱发哮喘发作的原因和治疗对策

哮喘的原因很多，通常跟过敏性鼻炎有关，两者可说是"难兄难弟"。有过敏性鼻炎的小朋友，有 20%~30% 会合并哮喘；患有哮喘的小朋友，有 80% 会合并过敏性鼻炎。

已经有研究证实，越是高度工业化的地区，哮喘患病率越高，而且都市化越高的地区哮喘罹患率也越高。根据全球哮喘防治创议组织（Global Initiative for Asthma, GINA）的调查，英国是全世界儿童哮喘患病率最高的国家，位于英国北部的苏格兰，则是哮喘患病率最高的地区。这个结果并不意外，因为英国是个高度工业化的国家，加上位居高纬度，冬天时气候又冷又湿，容易让哮喘更严重。

除了地域及气候外，空气污染、尘螨、动物毛屑、香烟、二手烟、不当的饮食结构、过多人工添加剂、情绪的波动、刺激性化学物品等等，也都是引发哮喘的因素。这些充斥在生活中，成为越来越无法控制的、诱发哮喘的过敏原，造成发作的人数和频率越来越高。既然我们很难完全消灭这些过敏原，那就只好把自己的免疫系统维护好，以控制罹患率和发作频率。

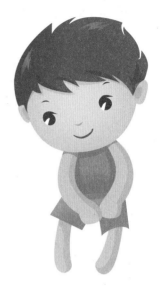

哮喘有寒哮、热哮之分

人的体质又分为寒、热两大类，哮喘也有寒、热之分。一样是喘，中医会将哮喘分为两种类型，一种叫"寒哮"，一种叫"热哮"，两者大不相同。

寒哮的治疗对策：先"祛寒解表"，再"温里化痰"

我们可以把"寒哮"小朋友的气管想成是一根水管，一旦天气变冷，水管就会收缩。通常西医会给予扩张剂帮助疏通，而中医则认为这是寒气跑进来了，要赶快用温热、具有祛寒效果的药，例如干姜，加上可以促使发汗把寒气逼出来的药，例如麻黄与桂枝，再加入杏仁等止咳平喘的中药一起煎服，好让哮喘缓解。先"祛寒解表"，把体内寒气通过皮肤散发掉，再"温里化痰"，用中药材温暖身体。

⊙ "寒哮"小朋友的体质特征

有"寒哮"情况的小朋友，通常伴随着寒性体质，呈现一个特征：脸部的气色看起来"㿠白"，意思是脸色苍白、唇色淡，舌头伸出来，往往有白白厚厚的一层舌苔。

舌苔厚薄决定这个小朋友体内的寒气是多还是少，舌苔越厚，体内的湿痰就越多越厚重，体质也就越寒。寒性体质的小朋友，痰液通常清稀，仔细听他咳痰，会发现声音不是咳不出来的紧实声，而是比较清澈的咳法。寒性体质的小朋友，外形多半瘦弱娇小，稍一活动就会流汗，而且因为体内的气不足，四肢总是凉凉的！

热哮的治疗对策："清肺热"缓解气管肿胀

至于"热哮"的小朋友，他的气管不是单纯收缩起来而已，还会肿胀，类似西医讲的"发炎"现象。想象一下，当气管壁上都是发炎肿胀的细胞时，气管很难不变窄。而且，这类型的小孩呼吸通常会伴随"咻咻咻"的喘鸣音。

中医处理热哮的方式，会使用"清肺热"的药，例如桑白皮、黄芩，把身体里的热清掉，气管的管径就可恢复到原本的大小。这与西医使用类固醇来消炎完全不同。

⊙ "热哮"小朋友的体质特征

热哮呼应的是热性体质，小朋友虽然气虚，抵抗力差，但舌头一伸出来，颜色红红的，舌苔又黄又厚。咳出来的痰厚且浓，有些痰还很黏稠，一咳嗽就气喘，几乎喘到咳不出来，或是很浊的痰音，好像有很多痰卡在气管里。

中西医结合疗法是治疗小儿哮喘的良策

以西医来说，不管是热哮或寒哮，治疗方式都是使用扩张剂让气管打开，有时也会使用类固醇，让气管不要发炎。但从中医的角度来看，身体具有一定的抵抗力，抵挡外来的"邪气"侵犯，一旦使用类固醇就会把身体的抵抗力、坏的物质（邪气）统统抑制住。中医的做法是依个人体质"量身订做"，并针对坏物质来解决。如果是"寒"的坏物质（寒邪），就想办法让身体暖和起来，通过发汗等方法将其排除；如果是热的坏物质（热邪），就要把它的温度降下来，或是逐出体外。

诊治小朋友哮喘时，我通常建议中西医的药都要备好。西医有剂型上的优势，扩张剂可以马上吸入气管里，中医的药材要先花时间熬煮，再等身体吸收，时效上比较慢。所以，当小朋友哮喘急性发作时，可先通过西医给的急性气管扩张剂来缓解症状，但这只能作为"救急"用。不少哮喘儿常在半夜急性哮喘发作，使用儿科医师开立的气管扩张剂，在急性期可以每20分钟喷一次，一小时可以喷三次，若喷完三次症状还没有缓解，就要赶快就医。

急性哮喘危机解除之后，后面长期的缓解及治疗对策，我建议最好采用中医疗法，提升气管及肺部的功能。根

给爸爸妈妈的小叮咛：
温和的中药比类固醇更适合儿童

通常西医在治疗哮喘发作时，会使用气管扩张剂或类固醇，但中医则可在不使用类固醇的情况下缓解气管发炎的症状，例如热哮的时候，使用清肺热的中药就能达到效果。关于桑白皮的清肺热药效，在李时珍的《本草纲目》就记载着："肺中有水气及肺火有余者宜之"。

相较于类固醇药物的副作用，脆弱的儿童身体更适合使用温和的中药。

据不同的体质证型，予以改善，例如：

⊙ "脾虚"的证型：孩子除了哮喘外，还会胃口不好，容易拉肚子，在哮喘缓解期的治疗上，中医需要加强脾胃的调理。

⊙ "肾虚"的证型：这类孩子通常会有尿频现象，对此在哮喘的缓解期，要加强补益肾气。

经常有家长问我，缓解期要治疗多久，才有明显的效果？

我认为，至少要持续中医治疗三个月左右，才会有明显的改善，病情才会稳定。在这三个月的疗程当中，最好内外兼顾，建议采用全方位的治疗方式：

"内用口服药物＋穴位敷贴＋穴位按摩＋针灸 ＋适当饮食＋作息调整＋运动保健"

给爸爸妈妈的小叮咛：
中西医结合疗法是最好的治疗方式

中医和西医如果能够结合，是治疗小朋友哮喘最好的方法。中医界曾做过几个高质量临床试验。其中长庚纪念医院和"中国医药大学"附设医院中医部，都曾经进行随机双盲的中药临床试验，并且将结果发表于欧洲官方发行的期刊《儿科过敏及免疫学》（Pediatric Allergy and Immunology），试验结果指出儿童哮喘使用中药"定喘汤"或"加味麦门冬汤"都有很好的治疗效果。不仅可以缓解哮喘的症状，还可以改善哮喘儿童的肺功能与免疫力。

在另一本《过敏》期刊上，我也发表过儿童哮喘的研究，强调中医使用定喘汤、小青龙汤这一类平喘止咳的药物，加上益气固表的中药，借助巩固体质来治疗小儿哮喘。

整合性照护方案让哮喘儿父母不必疲于奔命

从 2013 年开始，台湾地区已启动"小儿哮喘特定疾病门诊加强照护"的中医整合性照护方案，12 岁以下有哮喘症状的小病患可以通过各地医疗院所的合格中医门诊提供整合性服务来改善哮喘症状。

这个整合性的照护方案，不同以往的快速治疗法，病人不再只是在看病后拿药而已，而是有更多优质门诊时间，在门诊时可依个人状况接受针灸、中药、推拿、穴位按摩及敷贴等疗法。

我是这项"小儿哮喘特定疾病门诊加强照护"的训练讲师之一，课

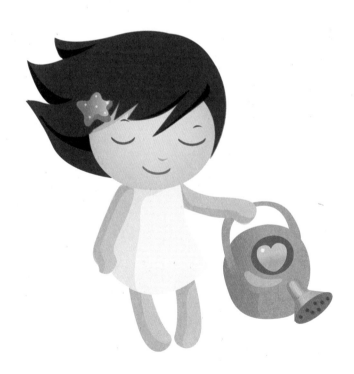

程的目标在于让中医师们了解如何照护小儿哮喘病患、提供哮喘患儿一种全方位的中医治疗照护模式、改善哮喘患儿的临床症状与生活品质，促进医疗品质与儿童健康。最近 *BMC Complementary and Alternative Medicine* 的一篇研究报道，也发现接受这样优质的中医小儿哮喘门诊照护的病患，日后因为哮喘而需要看急诊或住院的花费可以大幅减少。

就医更方便，生活品质相应提升

哮喘小病患能在一家医院接受整套有系统的中西医诊治、追踪及疗效评估，不用在不同的中、西医院奔波，也不必再花很多的钱尝试民间药方，就能得到最好的中西医结合诊治服务。在合格的中、西医师专业监督下，不但能提升病人的生活品质，也能有较安全、安心的治疗环境，对哮喘儿本身及照顾者都是一大福音。

小儿哮喘疾病门诊加强照护流程

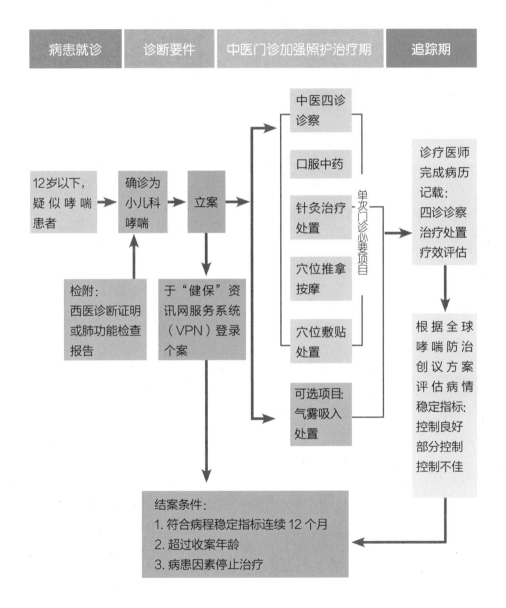

病患就诊 | **诊断要件** | **中医门诊加强照护治疗期** | **追踪期**

12岁以下，疑似哮喘患者 → 确诊为小儿科哮喘 → 立案

检附：
西医诊断证明或肺功能检查报告

于"健保"资讯网服务系统（VPN）登录个案

中医四诊诊察

口服中药

针灸治疗处置

穴位推拿按摩

穴位敷贴处置

单次门诊必要项目

可选项目：气雾吸入处置

诊疗医师完成病历记载：
四诊诊察
治疗处置
疗效评估

根据全球哮喘防治创议方案评估病情稳定指标：
控制良好
部分控制
控制不佳

结案条件：
1. 符合病程稳定指标连续12个月
2. 超过收案年龄
3. 病患因素停止治疗

感冒咳与哮喘咳的判断与调养

孩子哮喘发作时，也会出现咳嗽及流鼻涕的现象，与感冒症状很像，经常让家长搞不清楚，孩子到底是哮喘，还是感冒了。

有两种判断的方法

①以"时间长短"：感冒通常 5~7 天就会痊愈。如果症状持续超过 2~3 周不见改善，就要怀疑是哮喘了。

②以"声音"：感冒的咳法没有时间性，通常整天咳不停，而哮喘引起的咳嗽多数有时间性，会在清晨、半夜气温低的时候咳不停，往往还伴随有"咻咻"声。家长可以把耳朵贴在孩子背部两侧听一下肺部的声音，如果有"咻咻"的喘鸣声，很可能是哮喘发作。

寒哮和热哮的中医调理

哮喘是一种因慢性呼吸道发炎导致的疾病，治疗上需要耗费很长的时间，所以中医用药必须注意药性不能太强，尤其是给小朋友的药，更要温和。

⊙寒哮的调理

寒哮患者往往脾胃不好，体内湿气比较重。针对此类患者建议使用健脾祛湿或燥湿的中药，这些药物不仅能祛痰，也兼有养护脾胃的功效。

⊙寒哮的治疗药方

小青龙汤、三子养亲汤、三拗汤是常用的寒性哮喘治疗药方。以三子养亲汤为例，方中几味药的作用和功效如下：

·紫苏子即紫苏的种子，可降气、祛痰、平喘，把气往下降，咳嗽就少些。

·莱菔子是白萝卜的种子，能帮助肠胃往下蠕动，中医叫"消导"，一旦消化好，脾胃的功能就能提升。

·白芥子是比较温热的药物，服用能温暖身体，通过温肺化痰可帮助体内的痰排出来。

⊙热哮的调理和治疗药方

如果是热哮喘，常使用"麻杏石甘汤"（麻黄、杏仁、石膏、甘草），作为热性哮喘的服用药方。此外，"定喘汤"也是中医常用的药方，其中有两种很特别的药物：

·白果，就是银杏的种子，有定喘止咳的作用

·黄芩，可以清肺热，把肺里的炎症清掉，减少发炎。

给爸爸妈妈的小叮咛：
如何用声音判断孩子是否感冒了？

如果是婴儿，感冒时肺部会听到比较浊的声音，就像水管里有"咕噜咕噜"的声音。幼童感冒则会听到"啵、啵、啵"像是泡沫的声音；大一点的小朋友气管比较粗，如果听到很像有人在耳朵旁边搓揉头发的"哔哩哔哩"声，又叫捻发音，常提示严重感冒，易引发肺炎。

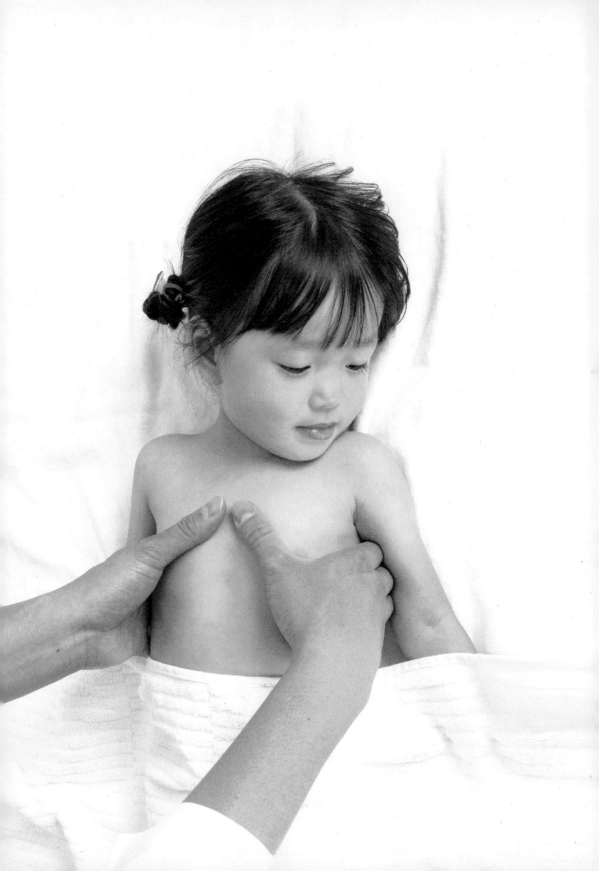

第 3 章

启动自愈力的亲子时间
——按摩和药浴

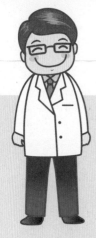

古人说中医治疗是"一针、二灸、三用药"，是指中医治疗的第一步骤，不是吃药，而是用"针"，或以按摩、捏脊、药浴等方式来刺激经络及经络上的重要穴位。

我们可以将穴位想象成开关，一旦"卡住"了，造成体内的气血运行不顺畅，就很容易积存毒素。借助"针"的治疗，可以帮助气血正常循环，滋养五脏六腑。脏腑功能强健起来，身体的自愈能力便能重新启动，恢复到健康的状态！

 ## 哮喘、过敏性鼻炎儿必做！改善急慢性疾病的按摩与捏脊

医师的工作真的很繁重，但是回到家之后，我和孩子晚上必做的两件事，就是穴位按摩与捏脊。

穴位按摩和捏脊疗法都是中医治病的方法，可以调节经络、促进气血循环、改善脏腑功能等。尤其是孩子患有过敏性鼻炎、哮喘等慢性疾病，或是孩子有感冒、发烧、消化不良、食欲不振等问题时，我都会建议家长帮孩子进行按摩及捏脊。不过，孩子若有特应性皮炎，一定要避开皮肤病灶，因为越按皮肤反而会红痒得更厉害。

不少家长认为按摩和捏脊需要专业的技术，其实不用想得太复杂。可以趁着和小朋友玩游戏时，或是刚洗完澡，还没给孩子穿上衣服时，"抓过来按一按"，小朋友会觉得好玩、不容易排斥，久了还会爱上按摩和捏脊，吵着要父母玩"抓抓""按按"游戏呢！

⊙捏脊是捏椎脊两旁的膀胱经

"捏脊"，其实并不是真的捏脊椎，而是捏脊椎旁边的经络。大家应该都听过"任督二脉"，任脉在身体的胸腹侧，而督脉则在后背顺脊椎走，这是两条对身体非常重要的经脉。背部督脉的两边有膀胱经，分布许多穴位，经常刺激这些经络及上面的穴位，可以促进气血循环、促进淋巴排毒、增强呼吸道功能，好处多多。

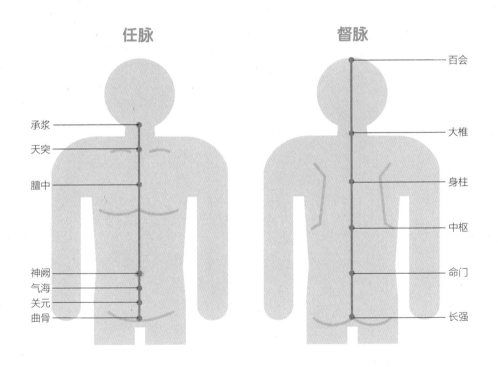

捏脊的方法很简单，家长只要用双手拇指和食指的指腹，沿着小朋友的背脊，选择从上而下或从下而上，循序捏拿捻动脊椎两侧的皮肤。至于年龄小的婴幼儿，可以用大拇指指腹以画圈圈的方式轻轻推揉。

穴位按摩，一方面可提高孩子的免疫力，另一方面可借助肌肤的亲密接触加深亲子关系。接下来，我将为大家讲解如何实际操作。

给宝贝按摩前的准备工作

①准备婴儿油或乳液

帮孩童按摩前，爸爸妈妈最好先在手掌涂抹一些婴儿油或乳液，这样可以减少按摩时产生的摩擦力，按起来也更滑顺。

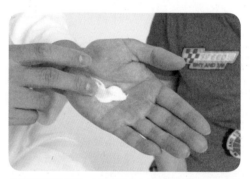

小朋友的肌肤柔嫩，按摩时可使用乳霜、乳液或婴儿油当作润滑剂，以免擦伤孩子的皮肤。

使用前一定要先进行皮肤测试，测试的方法为：先在孩子的手臂处找一小块皮肤，擦抹一小滴油或乳液，等待30分钟。30钟之后若是该处出现红色疙瘩（通常大约1~2小时后消失），就表示孩子对该款油或乳液过敏，必须改用其他产品。孩子的

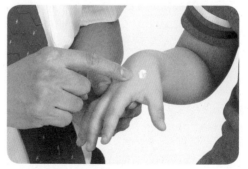

按摩前先取一点婴儿油或乳霜、乳液，擦抹在孩子的手背上，做皮肤测试。

皮肤会吸收婴儿油及乳液，因此按摩完后，并不需要特地清洗干净。

②**准备毛巾**

按摩时，要在孩童身体下面垫一条毛巾。使用平常用的毛巾即可，有家里的味道，孩子会比较有安全感。

③**按摩者要把指甲剪短**

帮孩童按摩时，记得剪短指甲，以免刮伤孩子的皮肤。

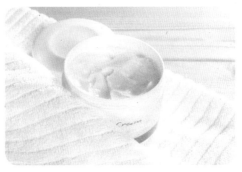

建议拿孩子平常使用的毛巾垫在身下。

④**按摩者手上不要戴饰品**

包括手表、手链、戒指等，最好都先拿下来，否则按摩时容易刮到孩童，孩子会不舒服，甚至受伤。

⑤**注意保暖，室温维持在 28℃左右**

室内温度以 28℃左右最佳。由于帮孩子按摩时会脱掉孩子的衣物，因此要注意室温不可太低，以免孩子着凉。

⑥**什么时候不适合帮孩童按摩：**

1.孩子发烧或背部皮肤受伤，特别是有破皮时。

2.饭后 30 分钟内。

3. 孩童哭闹、情绪不稳定时。

常用的按摩手法

中医有所谓的"推拿八法"，即按、揉、摩、推、掐、运、搓、摇。以下为大家介绍较常用于孩童身上的按摩手法。

常用手法：推法

用拇指指面（正、侧两面均可），或食指、中指正面，在选定的穴位上做直线单方向推动，称"直推法"。将双手拇指面置于同一穴位，同时向两端分开推，称"分推法"，反之为合推法。

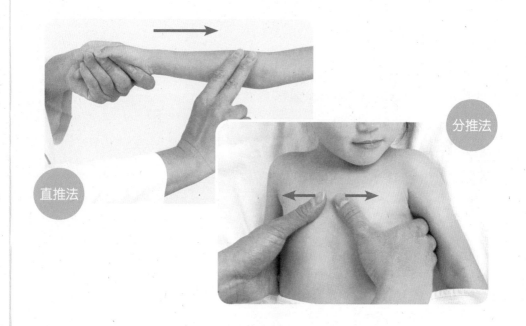

直推法

分推法

常用手法：旋推法

将拇指指面轻附于治疗的穴位上，依顺时针或逆时针方向旋转推动。

手法频率每分钟 160~200 次。

穴位在每一根手指头最末端，也就是第一指节处，从大拇指、食指、中指、无名指到小指，依序是脾经、肝经、心经、肺经、肾经（中医称为"五经"穴）。

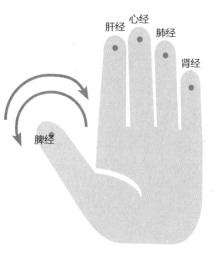

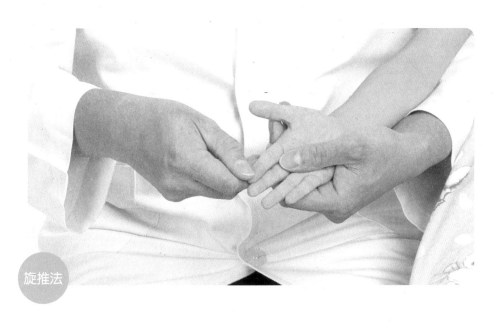

旋推法

常用手法：捏脊法

双手的中指、无名指和小指握成半拳状，食指半屈，拇指伸直对准食指前半段，然后顶住小朋友的皮肤，拇指、食指提拿皮肉，从尾椎两旁双手交替推移，一直推到大椎两旁，即完成一回合捏脊。

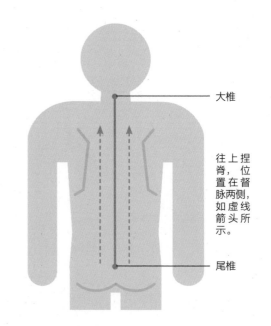

大椎

往上捏脊，位置在督脉两侧，如虚线箭头所示。

尾椎

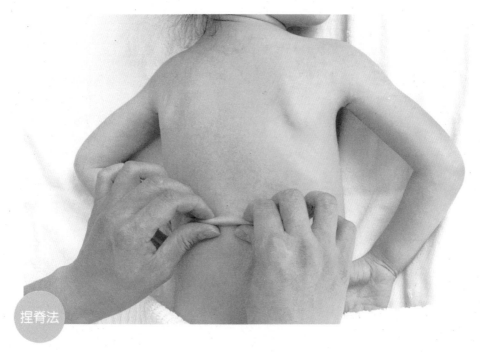

捏脊法

补泻手法

顺时针按揉的手法叫作"补"，向心方向直推也叫作"补"。

逆时针按揉的手法叫作"泻"，离心方向直推也叫作"泻"。

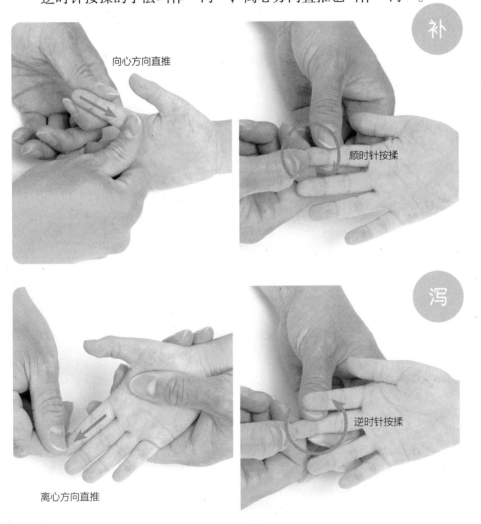

向心方向直推

补

顺时针按揉

泻

离心方向直推

逆时针按揉

改善过敏性鼻炎、哮喘的穴位按摩

防治过敏性鼻炎的穴位，有的在鼻子及脸部，对有哮喘的小朋友也适用。家长可针对以下穴位，为小朋友进行按摩。按摩前，家长记得将双手清洁后涂点乳液或婴儿油，以减少摩擦力。

印堂、睛明、鼻通、迎香

印堂、睛明、鼻通（又称上迎香）、迎香穴都在鼻子周边，就鼻子构造来论，本来就需要疏通。

美国小儿科医学会官方杂志 *Pediatrics* 发表的临床试验指出，针对这几个穴位做针灸，对过敏性鼻炎的临床症状有明显的改善。而我自己进行的研究还发现，对儿童使用针灸的比例并不高，其中原因或许是孩子普遍对针刺有恐惧。所以，临床上我都建议家长运用穴位按摩来保健。

⊙取穴

· 印堂穴就在额头两眉头之间。

· 睛明穴在眼睛内角稍上方的凹陷处，这里很靠近鼻泪管的眼睛端出口。

· 鼻通穴位于鼻翼上方，刚好是中鼻甲与下鼻甲交界的地方，又称"上迎香穴"。

·迎香穴位于鼻翼外缘中点旁，鼻唇沟中。

⊙按法

用食指从印堂顺势往下，或是用拇指和食指同时按住两侧穴位边按揉边往下走。在每个部位以顺时针以点按手法按摩数分钟。

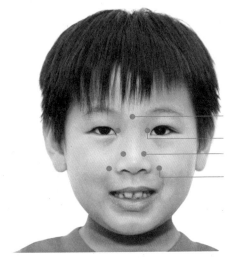

印堂
睛明
鼻通
迎香

合谷

合谷穴不在脸部，而位于手背虎口第二掌骨中点的位置。合谷穴所在的大肠经会一路上延到上颌窦的位置，所以牙痛、鼻窦炎都与合谷穴相关。可以教孩子将一只手拇指与食指相对，施力于另一只手的

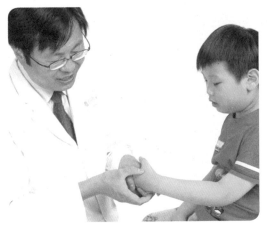

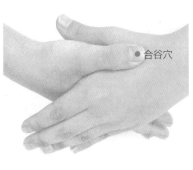

合谷穴

家长可以教小朋友两手虎口交握，拇指按压到的虎口处，即另一只手的合谷穴。

这个穴位，如果按到有点酸酸胀胀的，说明真正按到了穴位。酸胀处每次按压五分钟。

鱼际、少商

按压这两个穴位，对于喉咙发炎、轻微发热都有帮助。

鱼际穴位于手掌面，在第一掌指关节后，第一掌骨中点的赤白肉际处。少商穴则位于大拇指外侧，离指甲根角两毫米的地方。

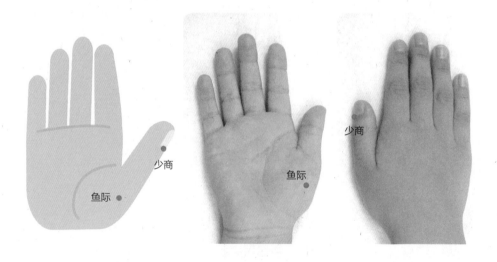

足三里、丰隆

小朋友哮喘、感冒时，容易肺脾气虚，可以按足三里穴，这里是胃经经过小腿的地方，可以帮忙改善脾胃功能。

若痰太多，则可按丰隆穴，帮助祛痰。

⊙取穴

·足三里

足三里位在膝盖外凹陷下三寸（相当于自己除拇指外其他四指并拢的宽度），胫骨外一横指处。

经常点按足三里穴，有助健脾益气，强壮体质，预防哮喘与过敏性鼻炎复发。

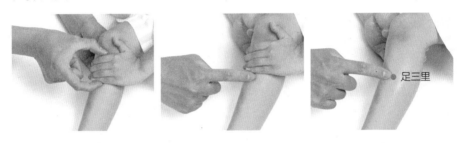

·丰隆

丰隆穴在小腿前外侧，膝盖外下方凹陷处与外踝尖连线的中点处。按摩丰隆穴还能中和胃气、化痰湿，减缓咳嗽、眩晕、腹痛、下肢痛、咽喉肿痛等症。

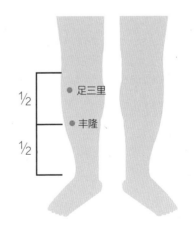

天突

⊙取穴：天突穴在颈部下端，胸骨上窝的正中间。

⊙按法：用食指或中指指腹慢慢地点按天突穴 1~2 分钟，有宣肺化痰，治疗咳嗽、支气管哮喘、咽喉炎、扁桃体发炎等功效。

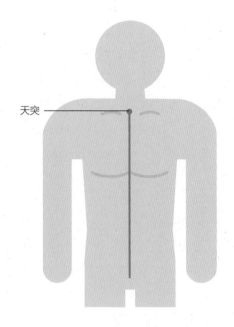

天突

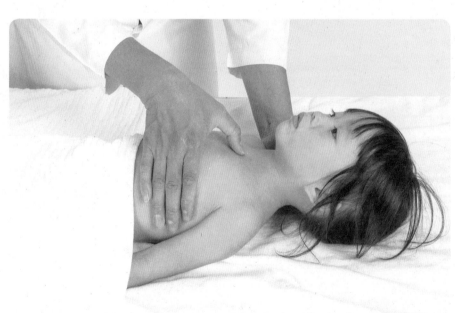

膻中

⊙取穴：膻中穴在胸骨正中线上，平第四根肋骨间隙，当两乳头之间的中间点。

⊙按法：用食指或中指的指腹按揉膻中穴 3~5 分钟，能调气降逆、清肺化痰，治疗咳嗽、支气管哮喘等。

可先按揉后，再分推膻中穴。

分推的手法：用双手拇指从中穴位处往外平行推出。

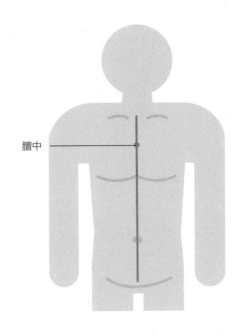

膻中

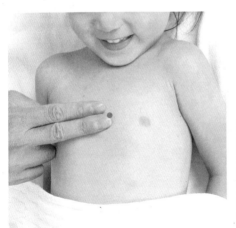

按揉膻中穴。

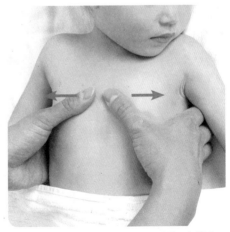

分推膻中穴，用双手拇指从穴位处往外平行推出。

背部按摩和捏脊手法

背部穴位

主要有大椎、风门、肺俞三个穴位，可以用指揉或掌揉，每次三分钟。

⊙取穴：

· 大椎穴：位于第七颈椎棘突下凹陷中。身体坐直，向前低头，颈后突起的高骨下方就是穴位。

· 风门穴：从大椎穴往下移两节脊椎，即第二胸椎棘突下凹陷往左右两侧各移两横指宽处。

· 肺俞穴：从风门穴往下移一节脊椎，即第三胸椎棘突下凹陷往左右两侧各移两横指宽处。

· 脾俞穴：从平行于两肩胛骨下缘的脊椎往下移四节脊椎，即第十一胸椎棘突下凹陷往左右两侧各移两横指宽处。

· 肾俞穴：从平行于骨盆上缘的脊椎往上移两节脊椎，即第二腰椎棘突下凹陷往左右两侧各移两横指宽处。

※ 两横指宽：孩童中指与食指并指的横度。中医取穴定位最普遍的是以被按摩者的手指作为标准来定取穴位，即手指同身寸取穴法。我们给孩子按摩必须用孩子的手指来测量定穴。

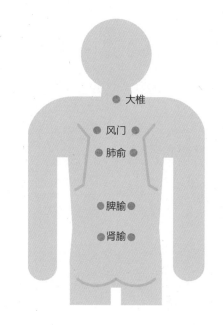

⊙按法：

1. 以指或掌推揉大椎、风门、肺俞、脾俞、肾俞各三分钟。

2. 擦督脉（脊椎）旁的膀胱经 5 次。

3. 循督脉（脊椎）旁的膀胱经捏脊 5 次。

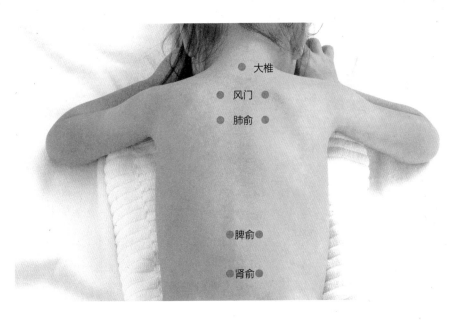

给爸爸妈妈的小叮咛：
疏通膀胱经有助于缓解各种不适

　　简单来说，膀胱经是人体的十二经脉之一，从内眼角开始，沿着头顶延伸至身体的背部，一直向下走到脚跟，是一条贯通整个身体、相当长的经络，涵盖 67 个穴位，左右合计 134 穴，其中包括睛明、大椎、风门、肺俞、脾俞、肾俞等重要穴位。疏通这条经络，有助于缓解身体各种不适，所以被称为"健康大道"。

⊙捏脊法：

先把孩子的上衣脱掉，让孩子俯卧在床上，两腿伸直，全身放松，可在下半身覆盖毛巾避免着凉。

家长可站在小朋友的一侧（通常为左侧），双手拇食指在孩子的脊背两侧，沿着脊骨中线，由下而上反复捏起皮肤 5~6 次。

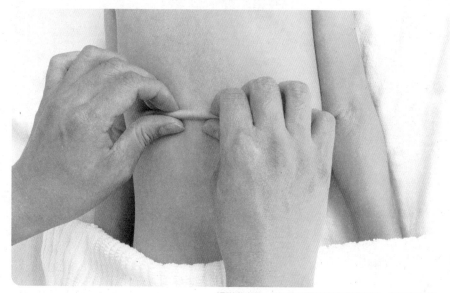

捏脊完成后，小朋友背部皮肤会微微泛红，属正常现象。

★捏脊的注意事项：

1. 幼儿的皮肤薄，按摩者的指力要轻柔，速度也要慢。

2. 皮肤捏得太厚、太紧，小朋友会感到疼痛；捏得太薄太松，皮肤容易从手中滑脱捏不起来，会影响疗效。

适合哮喘、过敏性鼻炎儿的中药方

不少家长会拿着药方问我："网络上流传的中药药方，是否适合过敏的孩子服用？"

我看了一下配方，其中有些可以使用，还有一些是以讹传讹的错误配方。小孩子的体质非常娇贵，建议各位家长在使用网络上流传的药方前，最好还是先咨询中医师后再使用，千万不要随便到中药店抓药给孩子吃！

下面我将提供几帖门诊常用的中药饮方，适合给哮喘、过敏性鼻炎的小朋友调理保养，至于特应性皮炎的孩子，则建议使用药浴来改善。不过，这几帖药只适合作为居家保健用，对于病情一般的孩童具有改善的效果。如果是病情较复杂的，建议家长咨询中医师是否适合使用。

健脾益肺调体质

材料（饮用）：

党参 15g，茯苓 12g，炒白术 12g，生甘草 6g，黄芪 9g，山药 15g，枸杞 9g，红枣 15g。

这是一帖可以单独饮用，也可以加入排骨、鸡肉来炖煮的药膳方。

前面的党参、茯苓、炒白术、生甘草四味药，叫作"四君子汤"。"君子"顾名思义，给人正气凛然的感觉，可以补气，特别是补脾胃及肺部的"正气"。如果是"肺脾气虚"的人，比如哮喘、过敏性鼻炎的小朋友，都可以食用。

一般"四君子汤"的配方是使用人参，但是对有些小朋友来说人参会太燥，可以改用党参，同样有健脾补气的效果。也可以把党参换成西洋参，可以补肺又不会太燥。

⊙疗效

药方中加入黄芪可以调节全身的气。山药平补气阴，可以改善消化不良的情况。甘草则有"和中"的效果，能让药物在身体里面温和地发挥作用。党参有"益气生津"的作用、炒白术也有"健脾燥湿"的效果，都有加强脾胃功能、减少湿气的功效，从而减少小朋友的痰和鼻涕。红枣则有"补益脾肺"的作用，不过红枣吃太多肚子会胀气，只要加 3~5 颗即可。配方加枸杞，一则可补肝肾、明目，一则是取其甜味，小朋友比较容易接受。

⊙使用方法

最简单的做法是用电锅煮，也可以和排骨或鸡肉炖煮成汤。

给爸爸妈妈的小叮咛：
中医用药的"君、臣、佐、使"原则

中医在用药时，经常不只开立单一药方；而会以"君、臣、佐、使"的原则，让药的作用交互配合，成功地发挥药性，往身体需要补强的脏腑方向导入。

"君"药是起主要作用的药。"臣"药则是辅助君药药性起作用的药。"佐"药在于协助治疗主要证型以外的其他夹杂症状，或是减少药物过于猛烈的副作用。"使"药具有传令兵的概念，传令君药要往哪个部位去，让药性可以正中目标。

改善手脚冰冷

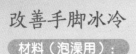

材料（泡澡用）：

桂枝 15g，红花 15g，
细辛 9g，干姜 15g。

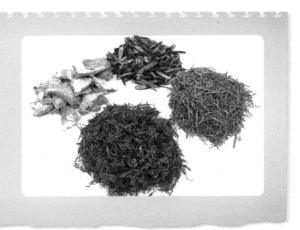

　　这帖药方可泡澡或单纯泡脚，让身体变得温暖，加强代谢循环，有过敏性鼻炎及哮喘的小朋友，使用后有助眠的作用，帮助一觉好眠。

⊙疗效

　　红花可活血，适用于小朋友冬天手脚冰冷、容易感冒的情况。

⊙使用方法

　　①准备大汤锅。加水盖过药材约 3 厘米，开大火煮开后转小火，煮约 15 分钟后关火。

　　②过滤掉中药材，取出药液，此为第一份药汁。

　　③将中药材再煮一次，第二次只需加水盖过药材即可，煮药的方法同①，大火煮开后转小火，15 分钟后关火，过滤药渣后取药液，即为第二份药汁。

　　④将第一、第二份药汁混合，分作两天使用。

　　⑤将药汁倒入 37℃洗澡水中即可泡澡，水位不能高于心脏，约泡 10~15 分钟，让身体微微出汗即可。浴后再用清水冲干净。

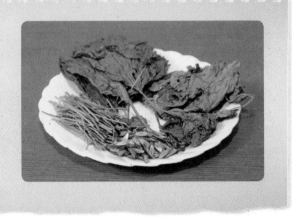

预防风寒感冒

材料（泡澡用）：

紫苏叶 15g，桑叶 15g，
麻黄 15g，桂枝 15g。

当孩子感冒了，初期出现全身肌肉酸痛时，可以使用这帖药方泡澡，帮助发汗解表，将风邪从肌肤发散排出，感冒就会好了。

⊙疗效

这帖药中，紫苏叶能帮助祛风寒，逼出身体的寒气；麻黄、桂枝有助于身体发汗解表；桑叶能帮助清肺热，让身体的郁热有出口散发出来。

⊙使用方法

①准备大汤锅。加水盖过药材约 3 厘米，大火煮开后转小火，熬煮约 15 分钟后关火。

②过滤掉药渣，取出药液，倒入 37℃的洗澡水中，直接泡澡。水位不要高过心脏，约浸泡 10~15 分钟，身体微微出汗即可。不需要另外再冲洗一遍。

★注意：芳香类的药材具有挥发性，所以只能煮一次，煮第二次药效不佳。

预防风热感冒

材料（泡澡用）：

金银花24g，白菊花24g，桑叶15g，薄荷6g。

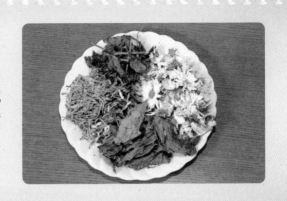

这帖药是具挥发性的辛凉药物，能帮助身体"解表"，当小朋友感冒出现发炎的症状，比如说喉咙痛或是发烧时，泡澡可疏解体表，让身体的汗发出来，体表的外邪就容易被驱散了。

⊙疗效

这一帖药使用了叶子及花朵类，都是很轻盈的中药材。轻盈的药材，药性会往身体上面行走，所以很适合在出现发烧、喉咙痛、头痛、眼睛红、肌肉酸痛等症状的时候泡澡用。

⊙使用方法

①准备大汤锅。加水盖过药材约3厘米，大火煮开后转小火，熬煮约15分钟后关火。

②过滤掉药渣，取出药液，倒入37℃的洗澡水中直接泡澡。水位不可高过心脏，约泡10~15分钟，让身体微微出汗即可。不需再另外冲洗。

★注意：芳香类的药材具有挥发性，所以只能煮一次，煮第二次药效不佳。

改善慢性咳嗽

材料（饮用）：

川贝粉6g，雪梨（去皮）2颗，冰糖少许。

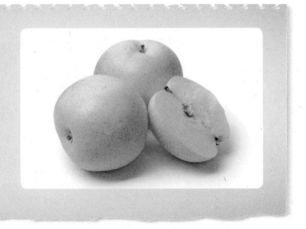

这道甜品具有清火、润肺和止咳的效果，是天气转凉时的滋补饮品。

⊙疗效

川贝有化痰、止咳、清热的效果，常用来润肺、清肺热，是治疗久咳痰喘的良药。

雪梨同样有清热、化痰、止咳的作用，能生津润燥，特别适合秋天食用。对于上呼吸道感染伴随的咽喉痛、音哑、痰稠都有很好的缓解效果。

⊙使用方法

将川贝粉与去皮的雪梨放进炖盅内，加少许水（八分满）和冰糖，放入电锅内锅，外锅加2杯水，待电锅开关跳起后，即可食用。

给爸爸妈妈的小叮咛：
中药分"上品、中品、下品"

从神农氏尝百草的古老年代开始，老祖宗就已知道有些中药没毒性，久服也不会伤害身体，而且有益健康。还有一些药具有治病的作用，没有毒性或虽然有毒性但可经炮制减毒后使用。另有一些药为了治病可以短期使用，但是毒性强，吃太多对身体不好。古书《神农本草经》就根据上述的药性作用把中药分为三品：上品、中品、下品。（各位可把"品"字想成是等级的意思，比较容易理解。）

"上品"是很好的药，久服会延年益寿，而且几乎没有毒性。举例来说，在常见的中药材中，黄芪就属上品，可补益脾肺，能放心入药及入菜。

"中品"有治疗作用，但是用久了会有副作用，譬如比较苦寒的药，久服会拉肚子。

"下品"只用在治病时，可能具有毒性，所以用量要少，而且不能久用，必须非常小心地使用，否则不只有副作用，还可能造成中毒。例如，乌头、细辛、大戟等。

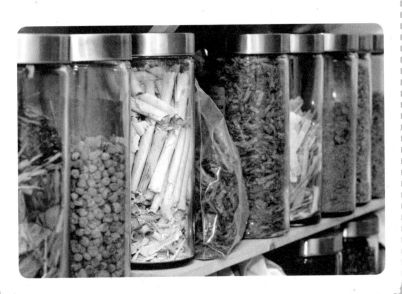

幼龄期的特应性皮炎最好用药浴治疗

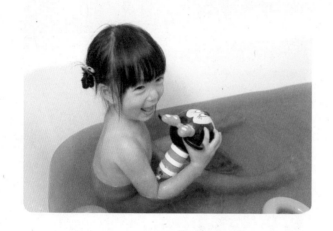

婴儿期的特应性皮炎有个特点，就是病灶处看起来颜色比较红，有时候还会潮湿，属于"热"夹杂"湿"的证型。前面已经提过特应性皮炎不宜采用按摩的方式，否则会加重皮肤发炎症状，因此建议使用具有"清热祛湿"效果的中药，以药浴方式来治疗。此外，月龄太小的婴儿也比较适合采用药浴方式。

年龄较小的特应性皮炎患者，病灶通常是全身性的，使用全身药浴效果较好。如果小朋友脸上也有病灶，就使用小毛巾沾药液局部轻拍即可。大一点的小孩，使用全身药浴不太经济，在费用考量下建议作局部湿敷就好。我通常会请家长去买无菌纱布，以无菌纱布沾取药汁在病灶处湿敷约 10~20 分钟，加强局部治疗。

最佳水温 30℃ ~37℃，不可搓洗皮肤

有一点要注意，特应性皮炎的小朋友，无论是洗澡或药浴，水温

都不能太高，否则会让病灶处更痒，而且切记不要洗、搓皮肤，有些不知情的家长，一开始都会拼命为小孩搓洗，结果孩子痒得更厉害了。另外，建议使用清水洗浴就好，避免香皂或沐浴乳的化学成分刺激皮肤。

洗澡的水温最好比体温低，保持在 30℃~37℃左右。温度太高，会加速血液循环，皮肤会变得红红的，更不舒服。一般泡 10~20 分钟就可以了。

泡过澡后，不用再另外冲洗。泡完后，没病灶的地方可以涂抹乳液，保持皮肤滋润，有病灶的地方，可请中医师开立具清热效果的药膏，像是含有黄芩、黄连、苦参等成分的药膏，帮助"清热利湿"。如果痒得很厉害，家长可以预备一些芦荟胶，放在冰箱冷藏，当小孩突然身体发痒时，把冰凉的芦荟膏涂抹在病灶上，可帮助止痒。

给爸爸妈妈的小叮咛：
特应性皮炎的皮肤保养方式也要随季节变化

特应性皮炎的患者，在气温比较高、湿度比较大的夏季，皮肤颜色会偏红，用手臂触摸病灶处皮肤，会明显感觉温度比较高，有局部发热的现象，可以使用芦荟等具有清热效果的中药来缓解症状与保养皮肤。如果溃烂或流水的话，可以洒中药粉去"收"，减缓皮肤的"湿热"表现。药浴则建议使用偏凉的药材，例如薄荷、金银花等，浴后孩子的皮肤会比较干爽。

此外，秋冬天气转凉时，特应性皮炎会呈现干燥现象，皮肤会脱屑、干痒，甚至出现鱼鳞般皲裂情形，全身摸起来特别粗糙、有颗粒感，而且是全面性的，不是只有病灶而已，毛衣掀开来还会掉下一些皮屑。这时候就要加强保湿了，洗浴后一定要涂抹保湿乳液。到了冬天，乳液更是必需品，最好使用滋润型的，也可以使用具滋润作用的中药材来进行药浴，例如何首乌、黄精等。

务必慎选乳液

给特应性皮炎小朋友使用的乳液一定要避免添加人工香料。此外，滋润型的乳液分不同强度和等级，如有些家长感觉凡士林很好用，但有些人却觉得不透气，

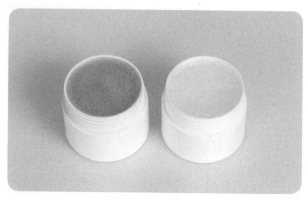

特应性皮炎小朋友使用的药膏，绝对不可掺有人工香料。

很油。凡士林属于油膏类，滋润性较强，但不够透气，而有的乳液类水分多一点，但不够滋润。最好依照小朋友实际的感受去调整使用量和使用方式。

常用的特应性皮炎药浴方

小朋友特应性皮炎的发病率，每年都有增加。在一些比较发达的国家和地区，特应性皮炎的小病患人数比起 30 年前已增加了 2~3 倍。病因除了先天遗传因素外，也与环境和饮食的变化密切相关。以下将提供几帖常用的中药药方及适合特应性皮炎小朋友的药浴方，都是临床上常用且家长也容易购得的药方。

饮食是改善特应性皮炎的一大重点，有关全面性的饮食管理，将于后续第 4 章为大家说明，除了介绍合理的饮食原则外，也会提供适合全家人一起享用的食谱。

特应性皮炎药浴方①

药材：

金银花 30g，黄精 30g，生甘草 15g，薄荷 9g。

此药方中金银花有"疏散风热"的效果，特别是对皮肤表面的热邪，黄精则有滋润、补阴的作用，生甘草药性温和，可缓和方中药物的性味，不让单一药性太强。薄荷性味辛凉，可以祛风清热，透疹止痒。小朋友如果皮肤红痒得很严重，金银花可以多放一点，加量到 45g；如果皮肤非常干燥，黄精可加到 45g，其他的都是固定的剂量即可。

⊙事前准备

①准备大汤锅。加水盖过药材约 3 厘米，浸泡 15~20 分钟，大火煮开后转小火，熬煮约 15 分钟后，加入薄荷再焖煮 5 分钟，滤出药液备用，此为第一份，第一晚使用。

②加水盖过药材（水量比第一次略少），再以小火续煮 20 分钟，滤出药液，以锅盖或保鲜膜盖妥，待冷却后放入保鲜盒置入冰箱保存，此为第二份，可于第二晚使用。

⊙使用方法

①一帖药可分作两天使用，每晚洗浴使用一份即可。

②直接将药液倒入 30℃~37℃的洗澡水中泡澡，约泡 15~20 分钟，不需再另外冲洗。

③年龄大的特应性皮炎患者，可以用纱布巾沾取药汁，湿敷在病灶处约 15~20 分钟。敷完不需再冲洗。

特应性皮炎药浴方②

药材：

荆芥穗 9g，防风 15g，黄柏 15g，苦参根 15g，金银花 15g，白鲜皮 30g，地肤子 30g，蛇床子 30g，蒲公英 15g，紫花地丁 15g，冰片（另用布包）6g。

⊙事前准备

①准备大汤锅。加水盖过药材约 3 厘米，浸泡 15~20 分钟，大火煮开后转小火，熬煮约 15 分钟后，加入冰片（另用布包）再煮 5 分钟，滤出药液备用，此为第一份，第一晚使用。

②加水盖过药材（水量比第一次略少），再以小火续煮 20 分钟，滤出药汁，以锅盖或保鲜膜盖妥，待冷却后放入保鲜盒置入冰箱保存，此为第二份，可于第二晚使用。

⊙使用方法

①一帖药可分作两天使用，每晚洗浴使用一份即可。

洗浴前，可以清水洗澡，避免使用含皂类的香皂，药浴必须等小朋友沐浴后再浸泡，且药浴后不需再冲洗。

②澡盆水温不宜太高，约 30℃ ~37℃为宜。将中药液倒入澡盆水中混合后，水位不可高过心脏，浸泡时间以 15~20 分钟为宜。

③小朋友心脏以上和脸部，家长需用纱布巾或小手帕沾取药液，湿敷患处。避免让幼儿喝到药浴汤汁。

④浴后不需冲洗，可帮宝宝涂抹无香精成分的保湿乳液。

★注意：伤口溃烂或有感染者，暂时不要药浴。

特应性皮炎常备中药

患特应性皮炎的小朋友，除了用药浴治疗之外，还可以常备"三黄粉"。三黄粉的成分是黄柏、黄芩、黄连，家长可以去中药店，请店家将黄柏、黄芩、黄连以2:2:1的比例磨粉，用"100目"的滤网过筛去掉药渣，再用小罐子装起来。三黄粉适合涂抹于特应性皮炎的伤口处，特别是病灶红痒、潮湿时，只要撒一点三黄粉在伤口上，隔天伤口就会干燥，很快就会结痂。

倘若家里没有药膏，可以用一点点橄榄油或苦茶油局部外涂在皮肤发红的干燥处。但若是伤口溃破渗水的就不宜使用。

此外，患特应性皮炎的小朋友也可以常服用龟苓膏，加一点蜂蜜会比较好入口。龟苓膏的龟板所含的胶质成分有滋润效果，金银花、土茯苓则可以清热利湿。

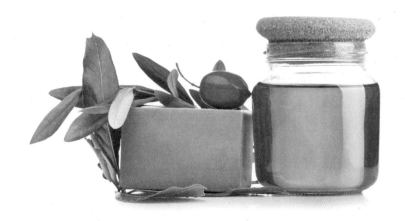

特应性皮炎的分类及中医常用药方

证型	临床特征	治疗法	常用药方
风热夹湿（多见于婴儿期）	①发生于身体各部位，尤以头、脸、四肢部最常见。②发病迅速，皮肤潮红，皮疹以丘疹、斑疹和斑丘疹为主，伴有渗出性分泌物，或有少量脱屑、结痂。③大便干、小便红、舌红、舌苔薄黄或薄白。	祛风止痒、清热利湿	**消风散**：当归、生地黄、防风、蝉蜕、知母、苦参、胡麻、荆芥、苍术、牛蒡子、石膏、木通、甘草。
湿热蕴积（多见于儿童期）	①皮疹出现在颈、背、双下肢，以屈侧为主。②皮肤灼热、发红，一开始皮疹为团样的红斑或是淡红色扁皮小丘疹，后来皮疹逐渐增加，成为片状，颜色淡红或褐黄，或呈现密集的小水疱，渗液多，瘙痒不止。③小便红、易便秘，舌头红，舌苔黄而厚重。	清热利湿、疏风止痒	**消风导赤汤**：生地、赤茯苓、牛蒡子、白鲜皮、金银花、薄荷、木通、黄连、生甘草、灯心草。 **龙胆泻肝汤**：龙胆草、黄芩、栀子、泽泻、木通、车前子、当归、生地黄、柴胡、甘草。
血虚风燥（多见于成人期）	①皮疹反复发作，脸、颈、前胸、后背较为严重，发生部位有限，或以肢体屈侧部位为主。②皮肤颜色淡或灰白、暗红，皮肤肥厚、粗糙、干燥，脱屑，瘙痒，伴随抓痕、血痂，皮肤有沉淀色素。③经常口干舌燥，舌头红或偏淡，舌苔少。	养血润肤、祛风止痒	**当归饮子**：当归、白芍、川芎、生地黄、白蒺藜、防风、荆芥、何首乌、黄芪、甘草、生姜。

"三伏贴"对过敏性鼻炎、哮喘有效，对特应性皮炎效果不大

古医书记载，在夏季三伏期间，用药草敷贴对哮喘是有效的，那么，对于过敏性鼻炎有没有效呢？在我过去参与的研究中，通过对以三伏贴治疗过敏性鼻炎的患者一年的追踪调查，证实三伏贴治疗过敏性鼻炎确实有效。

小朋友如果接受三伏贴治疗后，感觉皮肤有一点红、痒、刺痛，甚至有一点小脱皮，只要不是太不舒服，都属正常现象。我建议儿童敷贴以 30 分钟到 2 小时为限，贴太久皮肤会太过刺激不适。年龄太小、皮肤特别娇嫩的小朋友不适合做，因为婴幼儿的冷热感官还没发育好，不管痛或不痛都容易哭闹。最好两岁以上，再开始敷贴。

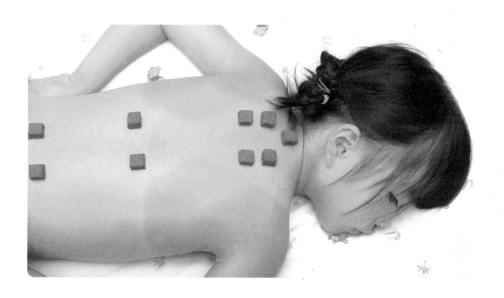

体质偏热和特应性皮炎不适合敷贴

三伏贴对于体质"偏寒"的哮喘及过敏性鼻炎患者，效果特别好。但如果小孩的体质"偏热"，咳出来的痰是黄绿色且浓稠，鼻窦炎黄绿鼻涕非常多，就不建议通过敷贴。

特应性皮炎更是不建议贴三伏贴。特应性皮炎患者属于偏热、偏湿的体质，而敷贴所使用的药物都是比较温热的，对于特应性皮炎患者不仅没有效果，敷贴后患者湿热的症状反而会更加严重。

如果要为小朋友敷贴三伏贴，家长可以咨询擅长儿科的专业中医师的意见。儿童的体质和大人不同，使用的药物种类及剂量都需要仔细斟酌。

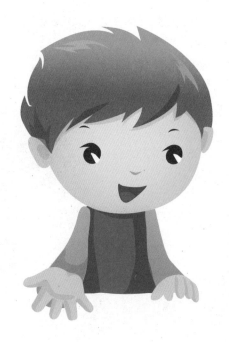

给爸爸妈妈的小叮咛：
什么是三伏贴、三九贴?

所谓"冬令三九，夏令三伏"，其中三伏、三九是古人制定的时令。不少典籍都记载这个古来已久的养生做法：在三伏、三九时令，对风邪容易侵入身体的重要穴位：如大椎、风门、肺俞等进行药物贴敷，可以预防疾病。具体作用介绍如下：

⊙三伏贴
是一种"冬病夏治"的概念。夏天阳气旺盛，在炎热的夏季先把外头的阳气导入体内，借助适合的中药贴在风门、肺俞等穴位上来温暖经络，这样冬天就会耐受寒冷，提高免疫力不易生病。

⊙三九贴
说的是冬至过后，天气会越来越冷，所以要利用温热的药物来温暖身体的风门、肺俞穴，如此可以减少过敏问题，是一种"冬藏"的概念。

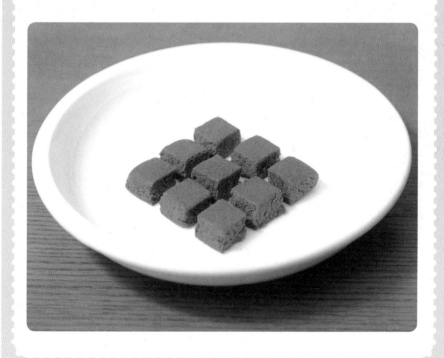

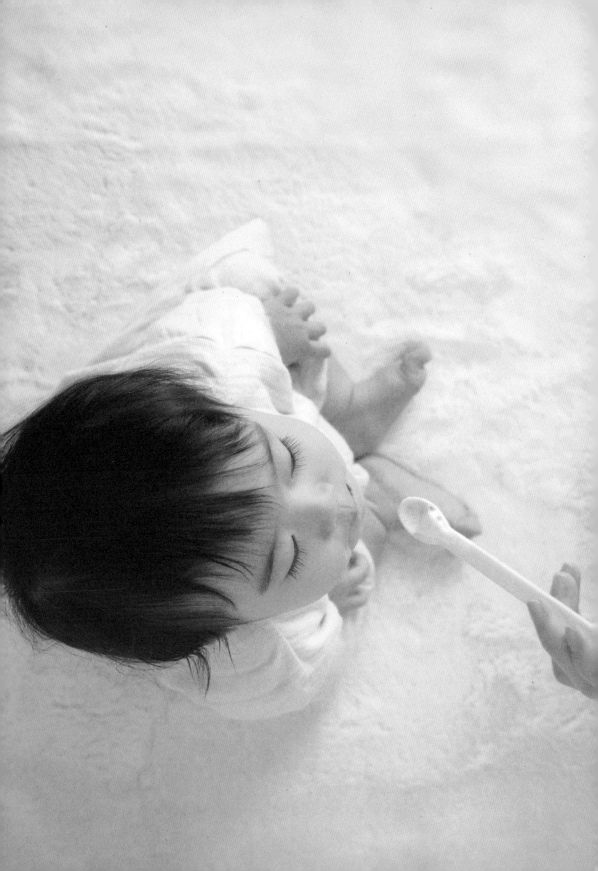

第 4 章

过敏儿童的理想饮食

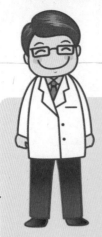

　　过敏的原因很多，除了遗传、空气污染、尘螨、动物毛屑之外，不当的饮食习惯及作息，也是诱发过敏的重要原因。

　　中医治疗过敏的方式，除了内服药、敷贴、药浴、按摩外，全面的饮食管理更为重要。尤其近年来科学家发现有越来越多的食物会破坏免疫系统，其中不少是高精制化的食品及人工添加剂，这些东西缺少人体所需的营养成分，造成免疫系统衰弱，使疾病有机可乘。所以，当务之急是改善孩子的饮食习惯，让孩子均衡摄取营养，增强免疫系统，使其发挥功能，才能有效避免过敏等种种疾病入侵。

食品添加剂 是过敏人口增加的元凶之一

　　根据我的临床观察，幼儿期的特应性皮炎罹患率有增高趋势，原因可能与食物所含的人工添加剂有关！

最好不要给孩子吃零食

　　看诊时，遇到婴幼儿过敏问题，我都会问家长，小朋友都吃了哪些东西，往往得到的答案是"我家小孩不爱吃饭，更不爱吃青菜"。再进一步询问，会发现不少孩子的饮食方式相当不健康。最典型的例子就是不好好地吃正餐，但餐与餐之间的零食、点心吃得很多——"孩子白天由爷爷奶奶带，特别爱哭闹，只好给零食吃。""别的小朋友都在吃，没有办法不给他吃。"

在高度发展的社会，孩童有很多机会接触到炸鸡、薯条、薯片、巧克力、饮料、糖果、饼干等加工过度的零食。这些零食中隐藏了许多对身体不好的食用色素、调味剂、防腐剂等，而且通常一种零食包含好几种添加剂。即便是强调安全的儿童零食、健康食品，也可能含有食用色素等不容易看懂的成分，或是使用了具有防腐功能的调味剂。

在法规上，有些添加剂都是可以合法使用的，但是所谓的合法，是以"短期内不会有明显、立刻的毒性危害"作为法定标准，并不一定真的安全，吃多了还是会在人体内累积、无法代谢，不论小孩、大人都应该少吃。

不吃零食就能少吃到人工添加剂和防腐剂

我不赞成给小朋友吃太多零食！

在门诊时，如果遇到零食吃太多的小病患，我会建议先戒掉零食，甚至会请家长记录孩子的饮食日记，详细写下孩子每天吃了哪些东西，等下次复诊时，再检查是否仍吃了不健康的食品，并建议哪些食物可以再减少一点。记录饮食内容，就像写收支明细表一样。想要获得健康，就要认真地记下孩子所吃的东西。

如果您的孩子有严重的过敏问题，特别是特应性皮炎，一定要严格禁止孩子食用零食及加工食品，因为常见的过敏疾病中，以特应性皮炎跟食物的关联最紧密。就算是做了特应性皮炎的过敏原检测，传统的抽血及过敏原检测方式根本检验不出防腐剂与人工添加剂，最好的办法还是要从日常生活中抽丝剥茧，把所有可能的原因找出来，然后一一消除。

做好饮食管理，减少过敏反应

常有家长反映，明明已经把家里整理得很干净了，孩子也做了过敏原检测，但还是持续有过敏反应。这时候，我会提醒家长："是不是吃到了什么不应该吃的东西？"并且建议使用"删减法"，选择最少加工的食物，尽量吃原汁原味的食物，让饮食越单纯越好。来我门诊的特应性皮炎小病患，通过饮食的管理和调理，过敏情况都得到了很大的改善。

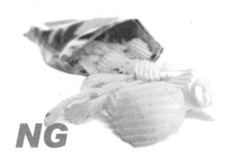
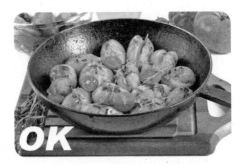

过敏儿童的饮食原则

了解了过敏需要进行饮食的控制与调理后，那应该怎么吃才好呢？至少要遵守两大原则：

①均衡摄取各种营养素

过敏小朋友的饮食原则，首重"均衡"！

家长在准备三餐时，一定要考虑涵盖各种营养素，作为能量来源的主食、含有优质蛋白质的肉蛋以及富含维生素和矿物质的蔬菜等不可或缺，每餐都要均衡摄取。

②最好戒掉零食

零食除了含有大量人工添加剂外，还有不少使用了转基因植物的淀粉，而且多为油炸食品，只会对身体造成负担。此外，小孩的胃容量小，零食吃多了，正餐一定吃不好，长期下来会因营养失衡而长得过胖或过瘦。

天天喝蔬菜汤，可确保饮食均衡

"饮食均衡"听起来简单，但临床上，不少家长都抱怨："小朋友都不爱吃青菜，怎么办呢？"其实，我家孩子也有这样的问题，不喜欢吃青菜，也不爱咀嚼。怎么办呢？我和太太便想出了"煮蔬菜汤"的办法，把很多蔬菜的营养成分煮进汤里，孩子不爱吃蔬菜，喝营养满分的汤也可以。这是我们从多数欧洲人每餐都爱喝的"蔬菜汤"得

蔬菜汤的材料和做法：

选用多种时令蔬菜熬煮成汤，添加洋葱、胡萝卜、南瓜*、牛蒡、玉米增加天然的甜味，这样的蔬菜汤小朋友更爱喝。

平常不喜欢吃蔬菜的孩子，光是喝汤也能补充足够的营养素。

*南瓜籽不要去除，连同籽一起入汤。因为南瓜籽含有丰富的锌，有助小朋友的生长。

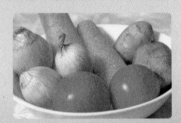

到的灵感。我们家的蔬菜汤不一定都会放肉，但每天会变换汤品颜色和蔬菜种类，全方位地摄取营养。

⊙蔬菜汤好喝的秘诀

蔬菜汤已是我们家的常备菜，我们的经验是，要让汤头变好喝，有几个小秘诀：

①汤里加洋葱！洋葱可以让汤的味道变得甜甜的，很好喝。

②把胡萝卜刨丝、南瓜切小块放进汤里，煮到熟软后，会溶出甜甜的味道，就算是平常不爱吃胡萝卜和南瓜、讨厌蔬菜土腥味的小朋友也会变得喜欢吃。

③牛蒡能使蔬菜汤的味道变得不苦，而且只要一点点的牛蒡，营养就够了。

④普遍受到小朋友喜爱的玉米也很适合熬煮蔬菜汤。

⑤大人也要多喝、常喝，小朋友都喜欢模仿大人，如果家长喜欢，小朋友自然会跟着一起喝。

蛋白质不必多吃，同时避免多种来源

有些家长担心小朋友蛋白质摄取不足，从而让孩子吃大量肉类。但我认为，蛋白质只要适量就好，不要担心不足，也不要食用来源太复杂的蛋白质。我家的餐桌上不常出现肉类，蛋白质通常来自鸡蛋、豆类及少量的鱼肉。

⊙尽量不要给孩子吃带壳海鲜

谈到鱼肉，有些小朋友吃鱼不会过敏，但是吃到螃蟹、虾却会很快产生过敏反应。这是因为带壳的海鲜中不只有蛋白成分，还有几丁质等复杂分子，在体内结合成更大的分子，诱发呼吸道过敏及皮肤过敏。这些结构比较复杂的蛋白质，通常是"有壳的"，建议家长尽量不要给小朋友食用带壳海鲜，以减少过敏反应。

⊙孩子如果对牛奶过敏，就不要再给他喝了

有些家长还会进一步问："过敏小朋友可以喝牛奶吗？"我的建议是，如果小朋友在抽血的过敏原检验当中，已经验出对牛奶有明显的过敏反应，就不要再喝牛奶了。这不是单纯换品牌的问题，而是牛奶的成分对小朋友的身体来说分子量太大了。若是还在哺乳期的婴儿，可以选购水解奶粉，降低过敏的风险。若已进入摄取副食阶段，可以逐渐减少牛奶的摄取量，甚至不再喝了，改吃其他食物来补充蛋白质更为安全。

⊙喝牛奶会过敏，喝羊奶也可能诱发过敏

有些家长认为小朋友对牛奶过敏，给小孩换喝羊奶就没事了，但其实羊奶还是奶制品，里面的乳类成分仍旧有导致过敏的可能。羊奶、羊肉比较适合对乳制品不过敏，而且体质偏寒性的人当作"温补"的食材，但也需酌量食用。

水果尽量在中午吃，傍晚以后不要吃

水果尽量在中午气温较高的时间吃，特别是偏凉性的水果，例如西瓜、哈密瓜、橘子、柳橙、香蕉、菠萝、梨等，过了傍晚、太阳下山之后，不要给小朋友吃太多，容易生痰，导致寒湿体质。许多有哮喘、鼻子过敏困扰的孩子，如果晚餐后吃偏凉性水果，通常晚上会咳得特别厉害。

不要食用冰冷且含添加剂的食品和饮料

至于红茶、可乐、奶茶、汽水、冰淇淋这类冰冷且含有人工添加剂的食品及饮料，最好不要给小朋友吃。顺应节气，若天气炎热，夏天可以吃一点天然的消暑解渴的水果。非得喝冰凉的饮品时，也一定不可以猛灌，稍喝几口就好。天气转凉后，就一定不要吃冰凉的食物。

给爸爸妈妈的小叮咛：
晚上吃平性的食物，身体的负担较小

　　适合晚上吃的水果以平性的水果为佳，如：苹果、木瓜等。平性的蔬菜如菠菜、玉米、南瓜等。平性的肉类如鸡肉。这些都适合晚上吃。

调味料与过敏

撒开吃什么食物不说，单纯就调味料来论，有没有可能诱发过敏反应呢？

答案是：会的！

美国有科学家做过研究，发现摄取盐分太高的食物，会活化体内细胞中促进发炎的基因，进而造成自体免疫细胞产生攻击反应，引发如红斑狼疮、银屑病、特应性皮炎等皮肤疾病。此外，使用类固醇无效的顽固型哮喘，也和促进发炎的基因有关。

若本身是哮喘患者，食用了高盐分的食物，不利于哮喘病情的控制，对正在服用西药治疗哮喘的人来说，可能导致类固醇药物的使用剂量加大。

从美国的研究可以看出，西医和中医的理论是吻合的。元朝时朱丹溪首先提出"哮喘"这个病名。其实，早在宋朝就有医家发现，"因食盐虾过多，逆得齁喘之痰"。这是说吃了太多的盐、虾会引起咳嗽及哮喘。可见古人很早就意识到，食用盐分太多的食物或过量的海鲜会引起哮喘等过敏反应，这和现代的研究认识不谋而合。

重口味会引发精神情绪方面的问题

根据我的观察，太重口味的饮食，除了哮喘可能加重，还会造成两大类问题：

①皮肤方面的问题，像是特应性皮炎、湿疹。

②精神情绪上的疾病，像是注意力不集中、多动症、抽动秽语综合征。

现在有越来越多的儿童疾病与精神方面有关，偏向"热"性体质的孩子更易患与精神方面相关的儿童疾病，或表现为急躁易怒的性格。

为什么孩子"燥"呢？这也与食物中添加的调味料太多或过食油炸物有关。炸鸡、薯条、点心、蛋糕、含糖饮料等都是孩子们唾手可得的肥甘厚味，它们影响了人体正常的代谢机制，让体质变得湿热或燥热。

塑化剂会引发过敏，导致性早熟

此外，食品当中不当添加的塑化剂，也可能诱发过敏发作，同时易诱发"性早熟"，是危害孩童健康的"恐怖敌人"。我在门诊中发现有越来越多过早出现第二性征的小朋友，例如小学一年级的小女生，乳头正下方的乳核已经有硬块，这代表胸部的乳腺已经开始发育。面对这种个案，我询问家长后得知，通常都没有家族病史，那为何过早出现第二性征呢？通过研究观察发现，这一现象极有可能是日常生活中接触含塑化剂的产品过多造成的。

塑化剂的危害不断地被揭露出来。不仅我们的餐具、杯具会残留塑化剂，有点黑心商人把塑化剂加入面包、糕点、饮料、淀粉、汤圆等食品中，让我们长期食用塑化剂却浑然不知。除了塑化剂，这几年新闻媒体陆续报道多起食安问题，这些问题都是影响现代人健康的恐怖"地雷"。

最近有不少毒物学和过敏免疫学领域的医学期刊报道，塑化剂会造成哮喘或特应性皮炎的症状加重，以及小朋友的性腺生殖轴提早启动。总之，第二性征提早表现出来以及过敏情况越发严重，有很大一部分原因都与接触和不慎食用塑化剂有关，需要引起警惕。

过敏患者的饮食原则：

· 戒吃零食

· 吃原生态的食物，少吃加工后的食品

· 提高新鲜食物的摄入比重

· 烹调方式清淡，以水煮、蒸煮为主

· 不吃油炸物、巧克力、咖喱

· 少吃冰冷食物

· 水果在中午吃

· 养成记录饮食的习惯

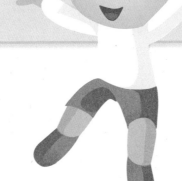

过敏儿童的宜忌食材

在此列出五种常见体质宜忌的食物属性表。可能会有家长问："我家孩子体质偏寒，是不是就只能吃某一类食物？""老大、老二的体质一个偏寒、一个偏热，要怎么准备食物？"

这问题不难解决，只要善用烹调方式、多种类地摄取食物、利用食物的互补性就能获得多样的营养成分。举例来说，原本属于凉性的空心菜，只要在炒菜时，加入偏热性的大蒜一起烹调，就能平衡食物的性味，使其成为较平性的蔬菜，适合各类体质的人食用。

各种体质宜忌饮食原则

体质	适合的食物	应避免食用
体质平和型	平性食物 凉性食物 温性食物	只要不过量，各类食物都可酌量摄取。
体质偏虚寒型	平性食物 温性食物	避免摄入单一寒凉食物或是难以消化的食物，如高油脂、高蛋白食物。
体质偏湿型	平性食物	避免摄入单一寒凉食物或不容易消化的食物，例如蛤蜊、牡蛎等带壳海鲜。
体质偏虚热型	平性食物 凉性食物	避免摄入单一温燥性及糖分高的食物，例如烘焙过的坚果与羊肉。
体质偏实热性	凉性食物	避免摄入单一温热燥性食物或高油脂、高糖分、高蛋白食物。

★注意：不管哪一类体质，一律忌吃零食及含人工添加剂的食物。

要注意的是，食物的性味是相对的。例如，对严重虚寒性体质的人来说，平性的食物也可能偏凉。下面对各种属性的食物进行介绍。

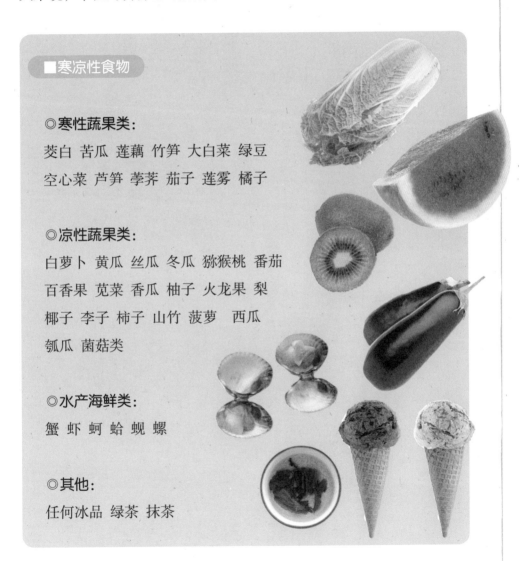

■寒凉性食物

◎寒性蔬果类：

茭白 苦瓜 莲藕 竹笋 大白菜 绿豆
空心菜 芦笋 荸荠 茄子 莲雾 橘子

◎凉性蔬果类：

白萝卜 黄瓜 丝瓜 冬瓜 猕猴桃 番茄
百香果 苋菜 香瓜 柚子 火龙果 梨
椰子 李子 柿子 山竹 菠萝 西瓜
瓠瓜 菌菇类

◎水产海鲜类：

蟹 虾 蚵 蛤 蚬 螺

◎其他：

任何冰品 绿茶 抹茶

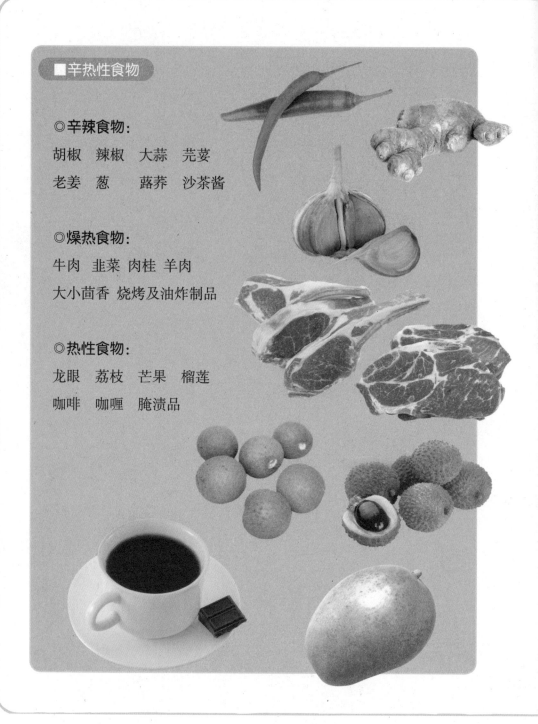

■辛热性食物

◎辛辣食物：

胡椒　辣椒　大蒜　芫荽

老姜　葱　　藠荞　沙茶酱

◎燥热食物：

牛肉　韭菜　肉桂　羊肉

大小茴香　烧烤及油炸制品

◎热性食物：

龙眼　荔枝　芒果　榴莲

咖啡　咖喱　腌渍品

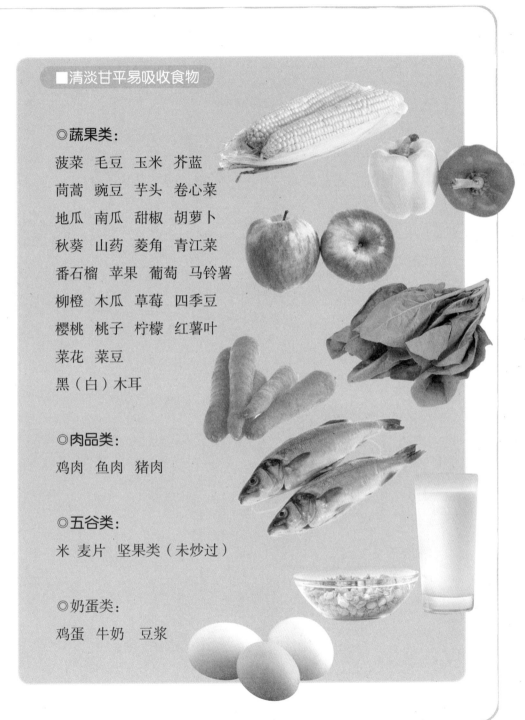

■清淡甘平易吸收食物

◎蔬果类：

菠菜　毛豆　玉米　芥蓝

茼蒿　豌豆　芋头　卷心菜

地瓜　南瓜　甜椒　胡萝卜

秋葵　山药　菱角　青江菜

番石榴　苹果　葡萄　马铃薯

柳橙　木瓜　草莓　四季豆

樱桃　桃子　柠檬　红薯叶

菜花　菜豆

黑（白）木耳

◎肉品类：

鸡肉　鱼肉　猪肉

◎五谷类：

米　麦片　坚果类（未炒过）

◎奶蛋类：

鸡蛋　牛奶　豆浆

■滋润性、富含胶质的食物

◎动物性胶质：

鸡爪　猪蹄筋　猪皮

牛筋　海参　海蜇皮

鱼皮　海鲴

◎植物性胶质：

山药　秋葵　皇宫菜　莲藕

爱玉　海带　川七叶　石花菜

珊瑚草　黑（白）木耳

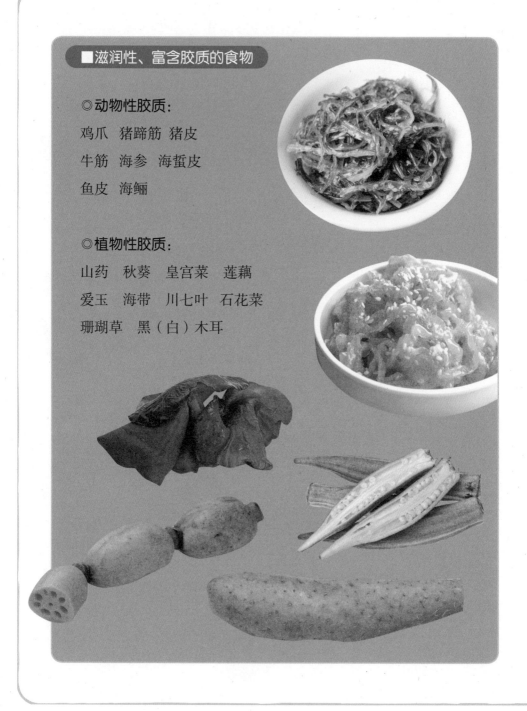

改善过敏体质的家常食谱

　　这里介绍的食谱，全家人可以一起享用。

　　其中一道"马铃薯苹果沙拉"很多小孩都喜欢，当家里的小孩出现食欲不佳时，可以用这道沙拉增进食欲。此外，这道沙拉的做法很简单，忙碌的家长可以在前一晚先备好食材，统统丢进电锅煮熟，隔天早上快速搅拌一下，就完成含有丰富蛋白质、膳食纤维、淀粉、脂质，营养满分的热沙拉了！

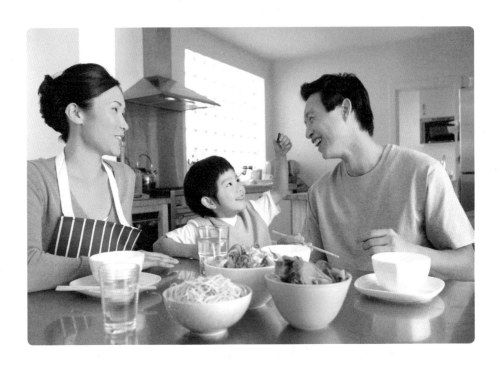

食谱① 糙米排骨汤

⊙**食材：**

糙米…1 杯　　排骨…适量　　蛤蜊（需提前吐沙）…适量

玉米…1 根　　姜…少许　　　冬瓜…适量（或半根胡萝卜）

⊙**做法：**

① 将糙米泡水，洗净冬瓜（或胡萝卜）、玉米后，将冬瓜刨成丝，玉米切块，姜切丝。

② 先烧一锅热水，将排骨快速汆烫去掉血水。

③ 另起汤锅，将糙米、姜丝、玉米、冬瓜（或胡萝卜）入锅，加水盖过食材，盖上锅盖以小火煨煮 15~20 分钟左右。

④ 打开锅盖加入已吐沙的蛤蜊，盖上锅盖再煮 3~5 分钟，关火静置 5 分钟左右即可食用。

★注意：蛤蜊已有咸味，可不必再加盐。

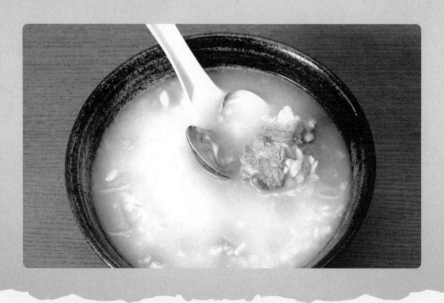

食谱② 蔬菜精力汤

◉食材：

洋葱…1个　　胡萝卜…1根　马铃薯（或等量山药）…1个

番茄…1个　　玉米…1根

◉做法：

① 将食材洗净，洋葱、马铃薯（或山药）、玉米、胡萝卜、番茄切块备用。

② 将所有食材丢入汤锅中，以中火煮至水开之后，转小火炖煮至食材软透。

③ 依个人口味加入少量盐调味。

★注意：此道汤品的食材，可依不同季节选择当令蔬菜。建议多使用玉米、胡萝卜、牛蒡、南瓜等具天然甜味的食材熬煮。

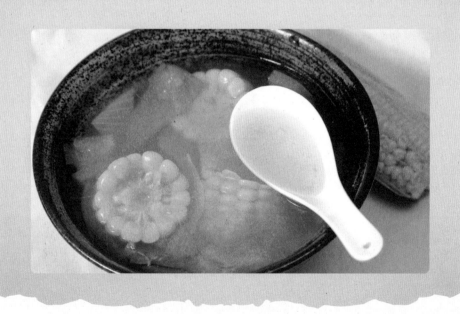

食谱 ③ 马铃薯苹果沙拉

◎食材：

马铃薯…1个　　胡萝卜…1根　　苹果…1个

鸡蛋…2个　　　沙拉酱…适量　　小黄瓜…1根

◎做法：

① 将马铃薯、胡萝卜、苹果削皮切丁。

② 将小黄瓜切丁，加少许盐腌一下，去水后放入冰箱备用。

③ 将已切丁的马铃薯、胡萝卜放入电锅内锅，上层放置洗净的鸡蛋。内锅无需放水，外锅放 1~2 杯水，按压开关。

④ 电锅开关跳起后，静置 5 分钟取出食材盛入碗中，将鸡蛋剥壳，等所有食材放凉，再加入小黄瓜及苹果，与沙拉酱一起拌匀，即可食用。

★注意：沙拉酱尽量选择无人工添加剂成分的，也可自行制作。苹果可以等到要拌沙拉酱时再削皮切丁。

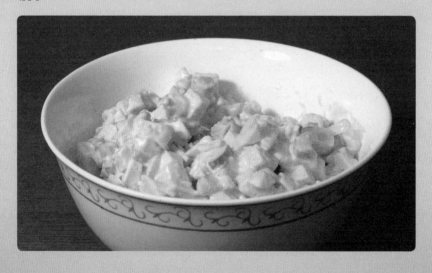

食谱④ 干炒鲜菇

⊙**食材：**

杏鲍菇⋯2~3 朵

新鲜香菇⋯2~3 朵

大蒜⋯少许

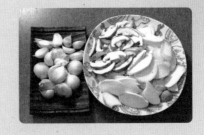

⊙**做法：**

① 将杏鲍菇、香菇切片。

② 锅中倒入少许橄榄油，放入大蒜爆香。

③ 将步骤①食材入锅拌炒至变软即可。

④ 上桌前可视个人口味酌量加入盐或黑胡椒（也可不加）。

★注意：菌菇类热量低，含有丰富的多糖，大人小孩都适合食用。

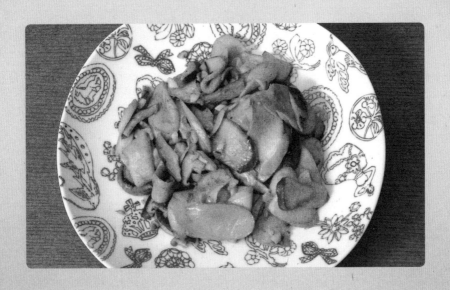

食谱⑤ 木耳炒肉丝

⊙**食材：**

肉丝…适量　　黑木耳…2~3朵

姜丝…少许

⊙**做法：**

① 将黑木耳洗净后切丝，肉切丝。

② 锅中倒入少许橄榄油，放入姜丝爆香。

③ 依序放入肉丝、黑木耳丝，拌炒至熟透即可。可加入少许陈醋及米酒增加风味。

④ 上桌前可视个人口味酌量加入盐（也可不加）。

★注意：黑木耳是平性食材且滋润效果极佳，不管是体质偏热或偏寒的人，都可经常食用。

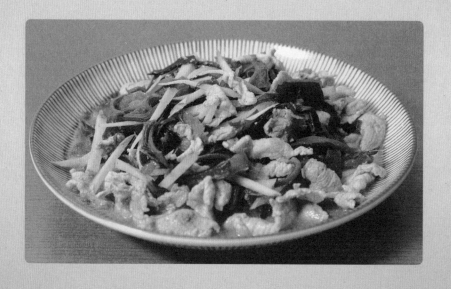

食谱⑥ 芦笋炒百合

◎**食材**：

芦笋…1 把   新鲜百合…2~3 朵

大蒜…少许

◎**做法**：

① 将所有食材洗净后，芦笋切段，百合切片。

② 锅中倒入少许橄榄油，加入切片的大蒜爆香。

③ 将芦笋、百合入锅拌炒，可加入少许水，待食材熟透后即可起锅。

④ 上桌前可视个人口味酌量加入盐（也可不加）。

★注意：百合有养阴润肺作用。

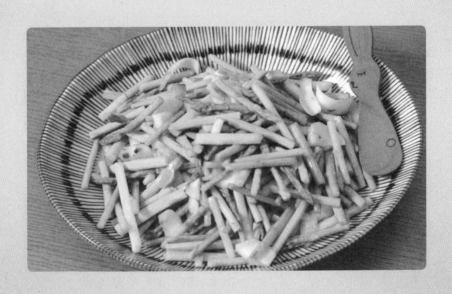

食谱⑦ 甜豆炒玉米笋

⊙食材：

甜豆…1把　　玉米笋…6根　　香菇…2~3朵

胡萝卜…少许（增添颜色用）　　大蒜…少许

⊙做法：

① 将所有食材切段或切丁。

② 锅中倒入少许橄榄油，加入切碎的大蒜爆香。

③ 依序放入香菇、胡萝卜、玉米笋、甜豆，将所有食材一起拌炒，可加入少许水，待食材熟透后即可起锅。

④ 上桌前可视个人口味酌量加入盐（也可不加）。

★注意：这道菜的颜色很漂亮，能引起食欲，而且经常食用各种颜色的蔬菜，能让身体摄取丰富的营养素。

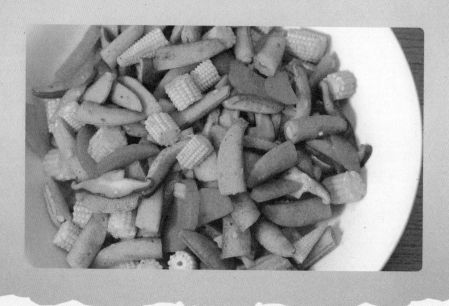

食谱⑧ 小黄瓜炒鸡丁

⊙食材：

小黄瓜 …2~3 根　鸡胸肉…适量　胡萝卜…少许　大蒜 …少许

⊙做法：

① 将小黄瓜洗净，切成片状或滚刀块，洒上盐静置 10~15 分钟。

② 将胡萝卜切成滚刀块，鸡胸肉切块。

③ 鸡肉可先用少许盐、胡椒、淀粉腌一下，再用热水汆烫备用。

④ 锅中倒入少许橄榄油，加入拍碎的大蒜炒出香气后，依序放入鸡胸肉、胡萝卜拌炒。

⑤ 将步骤①的小黄瓜略微抓出水后，直接放入锅中，与所有食材拌炒均匀即可起锅食用。

★注意：小黄瓜先用盐腌一下的好处是可以软化质地，吃起来口感较好，而且直接入菜就不用再加盐了。

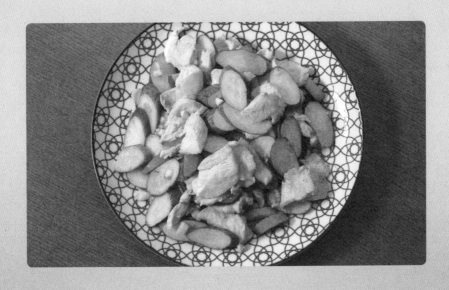

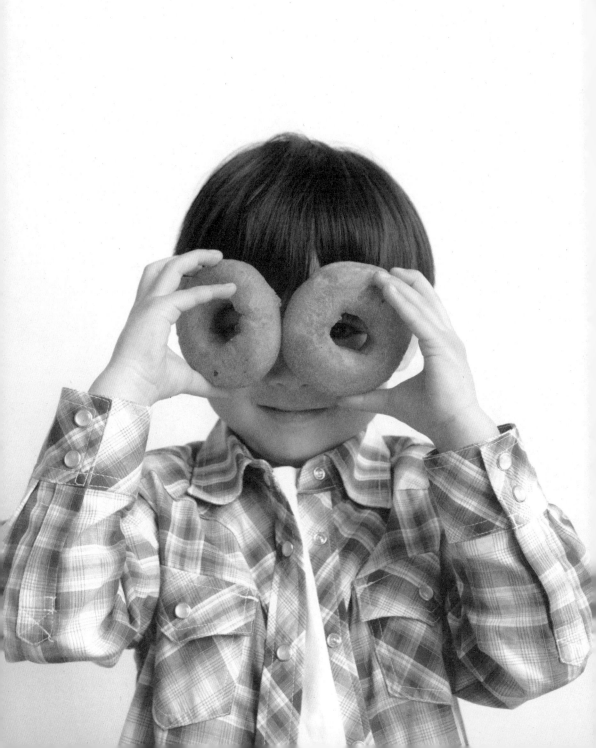

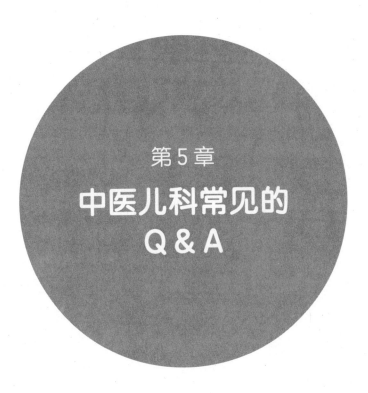

第 5 章

中医儿科常见的
Q & A

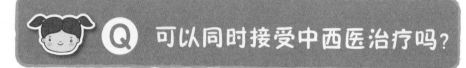

Q 可以同时接受中西医治疗吗？

A 我在看诊时，很多家长带孩子来看过敏还是感冒等疾病都会说，孩子已经在服西药，希望中西医双管齐下，让孩子的病赶快好起来。

我的建议是："中西医可以互补，但是中西药尽量不要同时吃！"

生病的小朋友体质非常脆弱，中医使用的急症药方，多具有"清热解毒"功效，但通常药性偏苦、偏寒凉。西医的用药从中医角度来看也多属于凉性，若中、西药一起服用，孩子已经很虚弱的身体会变得更虚寒。

面对家长的期待，我都会先问清楚目前小朋友正在吃哪些西药，其中若有抗生素，我就会暂时先不开药，或提供西药疗程结束后可以巩固疗效、预防复发的中药。如果是一生病就来看门诊，还没开始吃西药，我就会针对小朋友的证型，给予治疗急症的中药。

小朋友还在生长发育中，用药必须保守一点，"用对方向"非常重要。所以，给小朋友的药方，不能只是"对症下药"，更需要参考他的体质来合理用药。

家人的服药观念最好一致

我在临床观察到，有的家长或许是因为生活节奏快，孩子一生病总是希望能马上好起来，而有的家长相对就不那么急切，可以接受慢慢吃药、慢慢治疗。

我对不同家长有不同的沟通重点，现在的家长因为孩子生得少，大多愿意听从医师的建议。有时候会遇到爸爸妈妈希望小朋友吃中药根治，但爷爷奶奶觉得吃西药比较快的情况，也遇到过两代人态度正好相反的例子。不论是父母自己带孩子，还是交给爷爷奶奶照看，我都建议主要照看者能陪小朋友一起来看诊，让医师有机会当面沟通："急症期发作时，不妨先用西药救急，中药先停两三天。等到急症缓解了，再继续服中药来调理身体。"

西医救急，中医治本

治病就像打仗一样。打仗需要快速克敌制胜，而治疗疾病需要迅速见效，这是西医擅长的地方；守住夺回的领土，防止敌人的反扑，就要建构防御工事，而预防疾病复发，就要改善体质，这是中医擅长的地方。

近来已有越来越多的家长具备"减少用药"的观念，这是件好事。让孩子自身的免疫系统发挥作用，跟病菌抗战，尽量不要依赖强效的抗生素或抗炎药。当身体恢复，免疫力重建后，抵抗力就会增强，即使再生病，也没那么严重。

给爸爸妈妈的小叮咛：
如何判断孩子是急症？

如果发现孩子出现活动力不好、食欲不佳的情形，可能是比较严重的感染，最好先带去请医师检查，接受适当的治疗。特别是发烧一类的急症，我建议以三天为观察期。哮喘急性发作期则建议先以西医救急，再以中医缓解，通常以三个月为一个疗程，可以改善小朋友的过敏情况。

Q 孩子发烧了，是否需要立即看医生？

A　孩子生病时会有发烧现象。我个人的发烧"宽限期"是五天，但一般家长通常只能"忍受"三天。我常跟家长说，小朋友发烧不要急着帮他退烧，找出生病原因更为重要。如果孩子每次一发烧、生病，就急着帮他退烧，对孩子反而不好。发烧是因为身体里的"正气"正在跟外面的"邪气"对抗，发烧就好比打仗时不可避免的火花，是很正常的反应。最重要的是找原因，让孩子的免疫系统有机会学习与疾病作战，借助这个过程，孩子的免疫系统才能逐渐建构完整，体质也会慢慢变好。反之，孩子一生病就借助抗生素让病情赶快好转，免疫系统没有机会实战演练，久而久之功能就怠惰了，孩子的体质也会越来越虚弱，产生恶性循环，三天两头感冒、发烧。

小孩发烧，多半三天就会恢复

我家儿子四岁时曾经连续三周发烧到 39℃，但他当时的精神状态都不错，所以没有立即就医。加上仅仅淋巴结肿大、扁桃体稍微红肿，也没出现拉肚子、咳嗽、流鼻涕症状，小便、大便的颜色也正常，无并发严重的呼吸道感染，所以我判断应该是单纯的病毒感染。

这种因病毒感染而发炎的小儿疾病，西医就诊抽血时，各项检验指标都不会很高，因为不到免疫力溃堤的程度，只是身体发炎在打仗。虽然发烧到第二周，我太太几乎忍不住了，但是发烧时孩子的活动力佳、食欲好，才勉强忍住。果然，三个礼拜反反复复高烧、退烧后，孩子的身体终于战胜病毒，在没有服用任何药物的情况下，自己健康地恢复了。

可能有些家长认为："你自己是医生，可以掌握病情发展，一般人可没有这样的把握。"对此，我建议，小朋友发烧时，要特别观察他的精神状态和活动度好不好。一般的发烧，差不多三天就可不药而愈，如婴儿玫瑰疹的发烧期一般三天，厉害一点的病毒感染也不过五天为限。甚至最顽固的腺病毒感染（除了扁桃体会红之外，眼睛也容易红红的）通常发烧五到七天就会好了。

如果孩子的体温已经降下来了，但整个人还是病快快的，那就不对了，这表示身体的免疫力没能够抵抗病毒，免疫力败退，这时候要赶快带孩子去看医生。

超过三天还在发烧，最好去诊所或医院检查

如果过了三天小朋友还在发烧，建议家长带小朋友到诊所或医院检查。例如，中耳炎就无法在家里观测，尿道炎也需要靠尿液检验来确认。

⊙ "接吻病"也会让孩子发烧

小朋友还很容易受到"EB病毒（人类疱疹病毒）"感染。其致病特点是使人体淋巴结发炎，造成身体发烧，肝功能指数也会稍微升高，会反复发烧两周左右，再慢慢恢复，终生带有抗体。EB病毒感染，很容易发生在幼儿园阶段的小

朋友身上。

很多成年人罹患 EB 病毒而不自知，通常大人只会觉得扁桃体略微发炎。若被病毒感染的家长跟小朋友亲吻，病毒就会侵犯小朋友的免疫系统，感染小朋友，造成淋巴结肿大，肝脏也容易发炎。有一个医学的说法叫作"kissing disease"（俗称接吻病，意即因亲吻造成感染进而发烧），指的就是大人传染"EB 病毒"给小朋友。

⊙严重的病毒感染会反复发烧、退烧

如果是很严重的病毒感染引起的发烧，小朋友发烧时体温通常很高，会烧到 40℃又退下来，再发高烧又降下来，反反复复。

另外，家长往往困惑，觉得"半个小时前已给退烧药，怎么还没退烧？"。不要急，身体需要时间吸收药物啊！通常从肛门给予栓塞剂，药物从肠黏膜直接吸收会比较快，而吃下肚的退烧药，通常需要一小时左右才会起作用。

中医师的退烧对策

⊙中医常用的急性退烧药：石膏和青蒿

中药的退热效果没办法像西药那样快速发挥，但通常最迟也会在两小时内起作用。若采用中医疗法，常用的急性退烧药有"石膏"。对于感染比较严重的热病，"石膏"退热的效果非常好。必要时，还会使用"青蒿"，退热效果也很好，两者经常一起使用。中医用药时，很少会使用单一的药，因为单一的药容易有副作用，两者以上使用则有互补的效果。

○非急性的中医退烧用药，着重"解表"

发烧时，如果不是急症的话，中医师经常使用金银花、荆芥、防风、紫苏叶等药帮助"解表"，将入侵身体的邪气发散出来。家长也可以视小朋友的情况，给小朋友泡温水澡帮助其发汗解表，可让身体稍微退热。

如果是扁桃体发炎，给予椰子水、甘蔗汁也是退热的好方法。

○帮助退烧的按摩推拿法

发烧时，可以为小朋友推拿"六腑"及"天河水"穴。往外推"六腑"穴，能帮助身体把热气泻掉。"天河水"穴则要往内推，这是小儿推拿手法中唯一往内推为泻法的穴位，作用是"清肺热"。

①"六腑"穴的位置在前臂靠近小指侧，从手腕的横纹处到手肘横纹处，成一直线。操作的方法是，用食指、中指两指的指腹，从肘部推到腕部，叫作"退六腑"。

②"天河水"穴的位置是在前臂的正中线，从腕横纹至肘横纹，成一直线。和"退六腑"相反，要从腕部推到肘部，叫做"清天河水"。

推拿时记得要随时注意小孩的体温，不要穿太多、太厚的衣服。

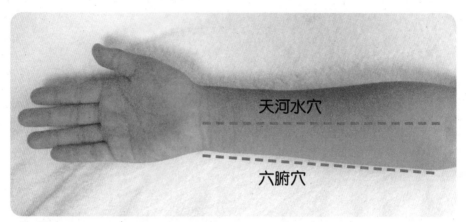

六腑穴：为长线型穴位，在前臂靠近小指侧，从手腕的横纹处到手肘横纹处，成一直线。

天河水穴：在前臂的正中线，从腕横纹至肘横纹，成一直线。

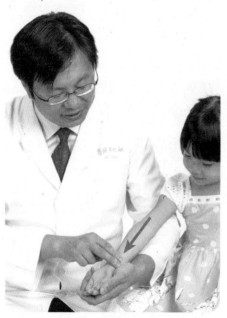

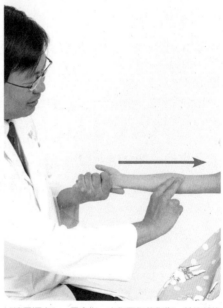

"退六腑"，用食指、中指两指的指腹，从肘部推到腕部。

"清天河水"，用食指、中指两指的指腹，从腕部推到肘部。

Q 中医儿科临床常见的疾病有哪些?

A 我的研究团队过去发表在 *Complementary Therapies in Medicine* 国际期刊的研究文章提示,从就诊记录的数据中已知,台湾地区小朋友看中医的比例,2005 年为 22%,2010 年为 21.5%,差异不大,并没有因为少子化而减少看中医的比例。其中,以 6~12 岁的小朋友来看中医的比例最高。

⊙ 6 至 12 岁,看过敏、食欲不佳、生长发育

根据我的观察,6~12 岁的小朋友,有较多人有过敏、食欲不佳、生长发育问题,特别是小学高年级的孩子有发育方面的需求,这些都是家长认为看中医更有效的方面。另外,据相关统计,文化层次高或是经济能力强的家庭,让小朋友使用中医药辅助治疗的比例比较高。

⊙ 十二岁以上,看肌肉损伤、月经失调

我们的研究同时也发现,过敏性鼻炎、消化不良或厌食、肌肉损伤、月经失调这四大类疾病,儿童与青少年看中医的比例远高于看西医的比例。可能是因为这四种问题被认为是非急症,需要较长时间诊治,所以普遍首选中医的调理方式。

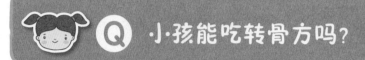

Q 小孩能吃转骨方吗？

A 　　中医经常接触到需要"转骨""转大人"的小病患。然而，坊间许多转骨的观念错误百出，不少长辈在小朋友刚生长发育时就给予中药转骨药，甚至有小学三、四年级小朋友家长来门诊要求开转骨药"转大人"的。

　　关于小朋友"转大人"，我的看法是："不要滥用或误用转骨药"。

　　为什么呢？因为现代的小孩不缺营养，不一定要吃那么多补药。如果不了解儿童的生理与病理变化，一味地追求补肾药转骨，反而会让小朋友的身高"小时了了，大未必佳"。

太早"转大人"可能让骨头提早闭合，反而停止长高

　　我认为，还没有进入青春期的孩子，把身体的脾胃功能养好，更为重要！脾是"后天之本"，管气血营养的来源，把脾调整好，营养就可以吸收；而肾主管骨骼发育、生殖、泌尿系统，生殖性腺轴过早启动，就容易造成"性早熟"。

　　现在坊间流传太多标榜独家转骨的秘方。我也曾经在门诊看到家长带来的中药中含有鹿茸、紫河车，这些都不太适合小孩子，特别是还没发育或是刚开始发育的小孩。

　　有些家长以为给孩子吃补肾的转骨药，可以提早长高，但这么做会让性征提早出现，骨头也会过早闭合，反而停止长高了。一开始，家长看到孩子的第二性征提早出现，小男孩的胡子、喉结长出来，小

女生的胸部也开始凸出，就误以为吃转骨药有效，但长久下来，身高却不如预期。

家长如何观察孩子的身高是否正常成长呢？

通常，孩子还没有出现第二性征时，每一年平均要长高4~6厘米，一旦第二性征出现后，一年长高8~10厘米算是比较正常。小女生的第二性征很容易发现。通常小女生会在十岁左右开始胸部发育，十二岁左右月经来潮，到了十四岁骨骼骺板趋近闭合，开始停止生长，因此小女生身高增长的黄金时期非常短。而男生有个好处，男生的骨骼骺板要到十六岁才会趋近闭合，所以比起女生，男生多出两三年时间可以长身高。

均衡的营养和充足睡眠才是长高的关键

小朋友要长高，需要多方面配合，包括均衡饮食、规律作息、早睡早起、运动、情绪管理等，各种因素环环相扣。家长如果发现孩子的生长落后，一定要找专业的中医儿科医师，配合相关的西医检查，绝不能随便购买转骨中药服用。在不对的时间，通过药物强迫孩子成长，很容易让骨骺过早闭合，变成"揠苗助长"，对孩子的健康有弊无益。

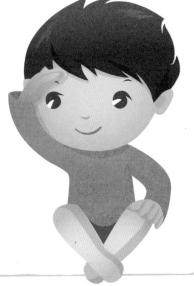

Q 如何避免买到"黑心"中药材？

A "黑心"中药材吃了伤身的原因

药材在原产地的品质应该是不错的，像是宁夏、甘肃等地气候条件很适合种植枸杞，枸杞的品质非常好，但为了不让枸杞在长途运输的过程中腐败，以及增加售价，不排除有些不法商贩会熏蒸硫磺以避免腐败，或是硫酸钡浸泡增加重量，甚至有可能会添加染料让颜色看起来更红更饱满，来提高卖相。又比如，黄芪是一味深受中国人喜爱的中药，因为它的功效十分全面，能够补气固表、托毒排脓、敛疮生肌。李时珍就称黄芪为"补药之长"。黄芪药食同源，除药用外，还可以用来炖汤、熬粥、泡水，具有很好的保健治疗作用，因此黄芪的需求量非常大。利益的诱惑促使一些不法商贩以假黄芪代用黄芪，以次充好谋取暴利。常见的黄芪假品有锦鸡儿、紫花苜蓿、兰花棘豆、蜀葵、圆叶锦葵等。

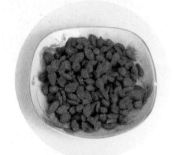

枸杞

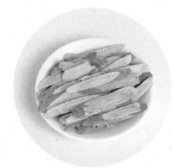

黄芪

聪明选购安心药材

只要把握一个大原则，即在老字号的中药行购买，或购买正规中药厂出品的安心药材。店家为了维护商誉，往往对药材的品质管理非常严格。比方说，经常用于调经、活血、通络的"红花"，因为很轻、价格高昂，不法商家会先用硫酸钡浸泡增加重量，并以染剂染得很红、很鲜艳，而正常的红花应该是淡红色再偏一点淡黄，不应该是很鲜艳的大红色。经验丰富的中药师，只要手一抓就会感觉出不对劲。

一般中药材的处理方式

常用的中药材包括果实类（如枸杞、莲子、红枣），根茎类（如党参、白术、甘草）等。使用时只需以流动的水把表面残留的脏污去掉即可，不要太用力刷洗，而且水温太高或洗太久都会降低药效。

有些比较昂贵的中药材可直接磨粉使用，例如西洋参粉（常用于治疗哮喘）。在磨粉前最好先检查一下药材的品质。

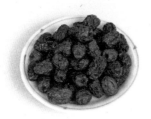

红枣

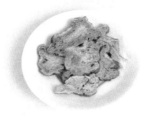

白术

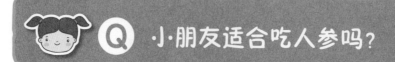

Q 小朋友适合吃人参吗？

A 在中药材当中，多数的药材都需与其他药材一起熬煮服用，才能更好地发挥效果，但人参是很少数单独食用就有补养气血功效的药材之一，甚至可以当作食材，入汤、做菜、炖煮，是很多人爱用的保健补品。

白参与红参

①白色的"白参"，也叫作生晒参，品质最好的是长白山的长白人参，以及吉林地区的吉林参。

②红色的"红参"，也叫高丽参。红参并不是长出来就是红色的，而是经过独特的炮制法而变成红色。高丽是朝鲜半岛古代国家之一，古高丽人将采集下来的人参，经过蒸与晒、再烘干的特殊方法，制造出颜色偏红，干燥后变得结实的人参，称为高丽参。

白参、红参通常用于体质虚弱的成年人、老人，或是大病后身体非常虚弱的小孩子，它可以温补元气，让身体快速恢复。至于要吃哪一种好，还是要看体质和证型。尤其是小孩的代谢比大人旺盛，体质易虚易实，易寒易热，如果食用不当，体质可能会变得燥热，造成流鼻血现象，所以最好事先咨询医师再使用。

西洋参与东洋参

除了吉林参和高丽参以外，常见的以产地区分的人参尚有：

①西洋参，又叫"花旗参"。产地以美国威斯康辛州为主，加拿大也有生产。因为切面略显粉性，和一般人参很利落的切面不太一样，所以也被称作"粉光参"。

西洋参比较适合平补，特别是补肺气的作用较好。一般人的做法都是购买已磨成粉的西洋参，建议消费者最好到有信誉的医院或中药店购买，避免买到伪品或是买到用品质较差的部位磨成的粉。可以的话，最好购买整株外型完好的西洋参，请中药行当场切片、磨粉，这样会更有保障。

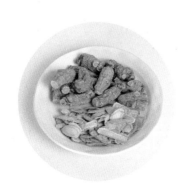

西洋参

②东洋参。主要产于日本，药效较白参、红参差一点，但因为药性不太燥热，小朋友也可以适量食用。

党参、太子参都不是"人参"

①党参。不管是用来进补还是治病，"党参"都是一味常用中药。不过它并不是人参，而是桔梗科植物，有益气生津的效果，中医多用来"补脾""补气"，因为售价相对便宜，是替代人参的平价好物。脾胃功能差，消化不良、胃口不好的小朋友，可以用党参入菜或入药。

②太子参。还有一种参叫"太子参"，属于玉竹科。和党参一样都可用在脾胃虚弱的人身上，不同的是，党参偏于补气，太子参则偏于滋阴，用于脾气虚弱、肠胃滋润不足或是肺虚燥咳患者，主要功用是"滋阴补虚"。小朋友如果肺不够滋润，痰容易黏稠；脾胃不够湿润，容易便秘、排出偏干的"羊大便"，用太子参可起到补气兼滋润的效果。小朋友咳嗽很严重、咳到痰偏干，也适合用太子参。

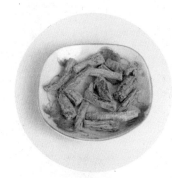

党参

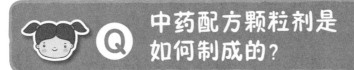

 Q 中药配方颗粒剂是如何制成的？

A

中药配方颗粒剂的制法

中药配方颗粒剂的制法，是先在密闭式锅炉中，将各种药材按比例煮成药汤，煮完后去除药渣，将药汤煮到浓稠，称之为"浸膏"。接着，在另外的炉子里加入颗粒状的淀粉，并且持续加热翻搅，一边翻搅一边用喷嘴喷出煮得十分浓稠的"浸膏"，淀粉颗粒会吸附中药浸膏形成颗粒粉状，这就是中药配方颗粒剂。

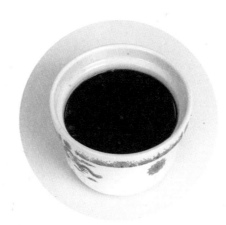

汤药

药材加热交互作用后，才能发挥药效

曾经有家长问我："为什么药材不能磨成粉直接拿来吃，而要将多种药材依比例一起熬煮，再处理成颗粒状呢？"这是因为，中药材经过加热后，药性才能发挥交互作用，形成新的化合物，从而发挥功效。之前曾经有研究，将四物汤的四味药材混合好一起煎煮的药液，与将每一味药材分开煮后再混合的药液比较发现，两者的药效有所不同。所以，单纯磨粉不加热，或是单独煮每一味药最后再混合，药效都不一样。

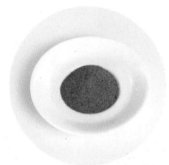

小朋友的用药建议以中药配方颗粒剂为主。

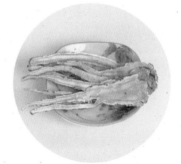

当归饮片。切片的中药材叫作"饮片"，意思是"可以饮用的切片"。

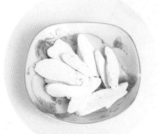

没有经过漂白，呈现天然灰白色的白芍。

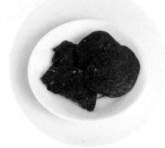

熟地

Q 我家孩子讨厌吃中药，怎样做才能让他顺利服用？

A 大多数的小孩都不怕吃中药！常常是家长太紧张，先入为主地认为孩子会拒绝服中药。每次看到家长盯着中药制剂的紧张表情，我总是不忘传授服药小窍门，而且实践效果还不错。

方便入口有秘诀

①在西药的小药杯中，倒入中药配方颗粒剂，加适量水，搅拌均匀让小朋友喝。

②中药配方颗粒剂一包通常是 5 克，一天吃三次总量是 15 克。小朋友的药量则按照体重减少。比如说一个 20 公斤的小朋友，一次的用药大约是 2.5~3 克左右。小朋友喝中药很容易呛到，可以一次只喂一点点，喝点水后，再继续喂。

③年龄小的婴儿，可以用吸管喂药。小婴儿有吸吮的反应，会自动吃下去，若是大一点的幼童，虽然会反抗，但也会有和着口水吞下去的反射动作。

中药加甘草能中和苦味，而且药效不打折

西药常会添加甜甜的糖浆，好让小朋友不抗拒吃药。但是中医却不主张添加额外的增味剂，尤其是甜味剂。为什么呢？因为，中药有五种性味：甘、苦、酸、辛、咸，每种性味的药都有不同的疗效。比如说带苦味的药材，通常是用来治疗发炎的，若加入甜的东西，效果

会打折扣，而且"甘入脾胃"，会增加脾胃的负担，容易生痰。比方说，本来用来治疗呼吸道疾病的苦药，因为加了甜味剂后，反而更容易生痰了。

中医针对怕苦的人，会在药方中放一点甘草，甘草很温和，能调和每一味药。若小病患同时有消化不好的问题，会放一点山楂、乌梅，酸酸的，喝了之后脾胃也会好一些。

真的很怕苦，可以配果汁或牛奶喝吗？

如果小朋友确实怕苦，我也会按照疾病的不同来提供建议，比如有"热哮"的小孩，就可加一点白糖或冰糖，这一类糖的性质比较凉，适合用于"热哮"的小朋友。

如果是"寒哮"的小朋友，在用药时可以搭配温热一点的红糖或枫糖水喝。蜂蜜则可用在热性体质、容易便秘的小孩身上。如果是痰比较少、咳嗽的性质是干咳，就可以用蜂蜜；反之则不建议。

也有家长问："吃中药可以配果汁或牛奶吗？"若要配果汁喝，一定要慎选适合症状的果汁，例如小朋友是热性体质，可以用水梨、柳橙汁配合用药，寒性体质则用平性的苹果汁。最好在使用前先询问医师能否搭配食用。

至于把中药加到牛奶里，则完全不建议。因为牛奶中含有的脂质与蛋白质，容易与药物成分发生反应，降低药效，所以最好避免混合饮用。

给爸爸妈妈的小叮咛：
急性感冒期间千万不要进补

中国人习惯在秋冬时节以中药入菜来进补，在此特别提醒大家，急性感冒期间千万别进补，特别是有发烧、鼻涕黄、喉咙痛等症状时，一定要停下来。因为此时进补，会让发炎加重。

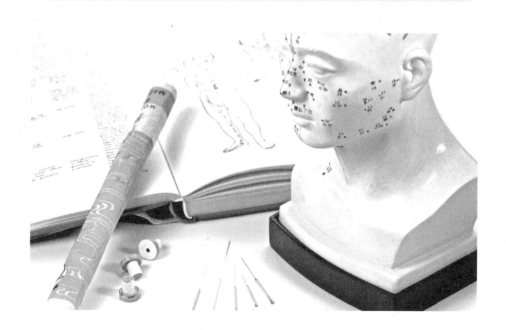

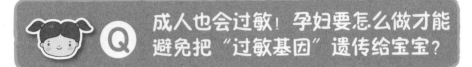

Q 成人也会过敏！孕妇要怎么做才能避免把"过敏基因"遗传给宝宝？

A 根据研究，每个人天生的基因都差不多，但是表现出来的基因反应，却大不相同。有些人从一出生就有过敏反应，有些人就算有过敏基因也不会表现出来，加上饮食、作息等因素都调理得当，则终生都不会过敏。

就像我在这本书前面说的："我们没办法改变先天的基因，但是我们可以把过敏基因关闭。"只要把体质调理到平和的状态，就可以关闭过敏的基因，达到改变遗传基因表达的目的。

但是，有些人小时候不会过敏，年龄稍大一点，甚至成年后，却因为种种因素使过敏基因活化了，从此一路开始过敏。这种后天引发过敏的因素包括情绪压力、作息不正常、长期劳累、吃冰冷的东西、不忌口等等。由于身体承受了过多的坏因子，从而逐步形成各个部位的过敏反应。

成年后才过敏，仍有机会关闭过敏基因

只要按部就班，从药物治疗、饮食、生活作息、情绪等各方面入手调理，努力把身体的过敏基因关掉，仍有机会让过敏反应不再表现出来。

⊙自我检视一下，看看是否为过敏体质

如果不确定自己有过敏体质，你可以检视一下是不是曾有类似的情况发生：

□有过敏体质的家族史。

□经常有固定部位的皮肤发痒、起红疹。

□湿热的夏天，流汗时身体特别痒，非常难受。

□小时候曾经有特应性皮炎。

□感冒总是伴随"咻咻"的喘鸣声。

□经常不自觉地咳嗽，半夜、清晨症状特别明显，若进入空调房则咳嗽加重。

□清晨起床后，常会连续不停地打喷嚏，感觉喉咙有痰。

□时常觉得鼻子痒、鼻塞、眼睛痒，会不自觉地用手去瘙痒。

□在整理衣物、掀开棉被时，经常忍不住咳嗽、打喷嚏。

□运动后或是吃了冰冷食物后，会剧烈咳嗽。

孕妈妈小心吃，可避免把过敏遗传给小孩

倘若成年人发生过敏反应后才生育小孩，很容易将过敏体质遗传给小孩。而女性如果在怀孕时出现过敏反应，代表着母体有引起过敏的环境，容易让孕育的胎儿遗传到过敏的基因。所以怀孕中的准妈妈，一定要小心避开过敏原，孕期的饮食更要谨慎，高过敏原的食物尽量少碰，别让吃的东西影响母体的免疫力。

预防生出过敏儿的中医对策

古时候的中医很聪明，为了不让小宝贝生下来就罹患过敏，想出了一些好办法，如利用特别的食材降低胎儿过敏的概率，像是让孕妇吃黄连、珍珠粉，生出来的孩子皮肤会比较健康、不会长疹子，用老

一辈的话讲就是让小朋友皮肤变白。这种说法有其道理，因为黄连的药性偏凉，能清热燥湿，珍珠粉也有清热的功效，可有效预防母体体内发炎，营造比较好的生长环境，生出来的孩子体质也不会太过"湿热"，皮肤发炎、过敏的概率自然少很多。

此外，曾有研究指出，孕妇如果能在怀孕期间食用益生菌，可以有效降低婴儿罹患特应性皮炎的概率，即便是母亲原本就有特应性皮炎，小朋友出生后发作的概率也会减少一些。但是孕妇吃益生菌对于哮喘和过敏性鼻炎的控制是否有效果，仍有待大型临床研究证明。

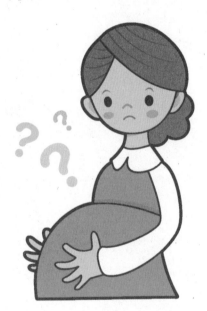

由于孕妇体质偏虚寒，所以对于想要吃中药调理过敏体质的孕妇，我建议怀孕初期（大概前三个月）除非有安胎的必要，否则不论中西药都要尽量减少使用。总之，怀孕期的用药最好先咨询一下专业的中医师。